GESUNDE, SCHÖNE HAUT

ERIKA KESTEL / CAROLIN SCHUHLER

Gesunde, schöne Haut

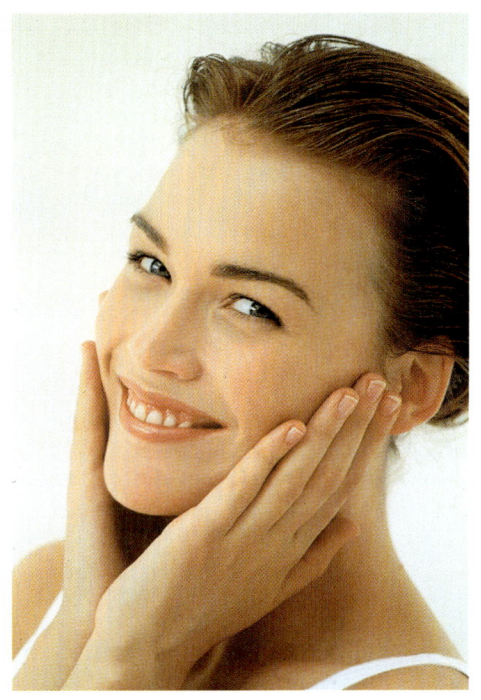

SANFTE PFLEGE
DURCH NATÜRLICHE KOSMETIK

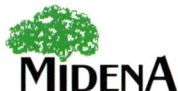

MIDENA

Die Deutsche Bibliothek – CIP-Einheitsaufnahme

Gesunde schöne Haut : sanfte Pflege durch natürliche Kosmetik ; Ihr ganzheitliches Schönheitsprogramm ; wirksame Hilfe bei Hautproblemen ; Schutz vor Streß- und Umwelteinflüssen / Erika Kestel/Carolin Schuhler. – Augsburg : Midena, 1998
ISBN 3-310-00270-5

MIDENA VERLAG, AUGSBURG
© 1998 Weltbild Verlag GmbH, Augsburg

Umschlaggestaltung: Steinkämper und Lohmann, Igling
Umschlagbild: Stock Imagery, Bavaria
Konzeption und Produktion: Hampp Verlag, Stuttgart
Layout: Andrea Burk
Satz: pws Print und Werbeservice Stuttgart GmbH
Druck und Bindung: Offizin Andersen Nexö, Leipzig – ein Betrieb der INTERDRUCK Graphischer Großbetrieb GmbH

Gedruckt auf umweltfreundlich elementar chlorfrei gebleichtem Papier

Printed in Germany

ISBN 3-310-00270-5

Vorwort

Sie ist mit Blutkreislauf, Atmung und inneren Organen verbunden, sie ist bei jeder Bewegung und jeder Berührung involviert, sie registriert jede kleinste seelische Veränderung: Die Haut, auf vielfältige Weise mit Körper und Psyche vernetzt, ist der deutlichste Spiegel unserer Befindlichkeit.

Und deshalb macht die rein äußerliche Pflege nur einen Teil des Erfolgs aus: Wer sich schlecht hält, bekommt das schnell mit Durchblutungsstörungen und Schmerzen zu spüren – und mit entsprechend beeinträchtigten Gesichtszügen. Wer sich nicht ausreichend bewegt, bringt Stoffwechsel und Kreislauf in Gefahr – unreine, teigige Haut ist die Folge. Wer schlecht oder zuwenig schläft, kann sich morgens die kostbarste Anti-Wrinkle-Creme auftragen – die Haut sieht dennoch bald faltig, müde und blaß aus.

Wer sich auf der anderen Seite täglich neue Geschwindigkeitsrekorde beim Joggen abverlangt, gewaltsam Gewicht abtrainieren möchte oder sich mit Sportarten quält, die ihm eigentlich gar nicht liegen, wird auch das bald beim Blick in den Spiegel merken: Die Haut wirkt schnell ausgetrocknet, faltig und sieht im wahrsten Sinn des Wortes »alt« aus.

Wie so oft, hängt es auch hier von der Balance ab: Finden Sie die körperliche und mentale Entspannung, die zu Ihrem Lebensstil und zu Ihren Bedürfnissen paßt. Versuchen Sie, Ihren Übungen einen produktiven Rahmen zu geben – durch ausreichenden Schlaf zum Beispiel, und durch regelmäßiges mentales Training, das Streßerscheinungen reduziert. Ziel sollte sein, körperliche wie seelische Entspannung zum ganz normalen, natürlichen Bestandteil Ihres Alltags werden zu lassen – wie Ihre Hautpflege schließlich auch.

Die Autorinnen

$\mathcal{I}$NHALT

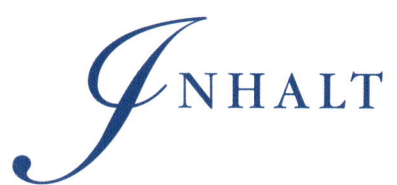

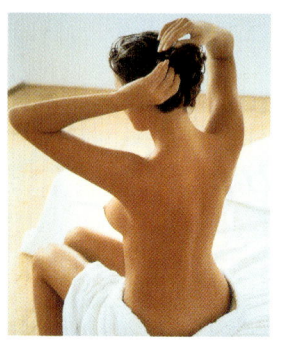

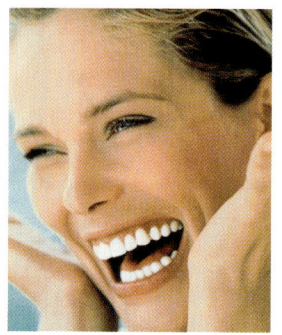

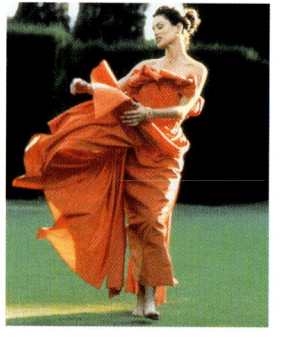

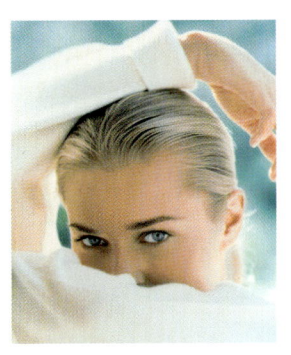

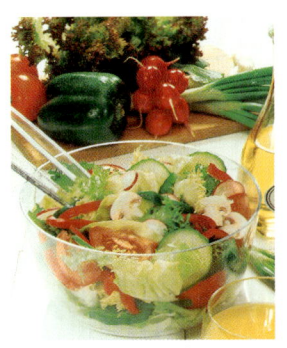

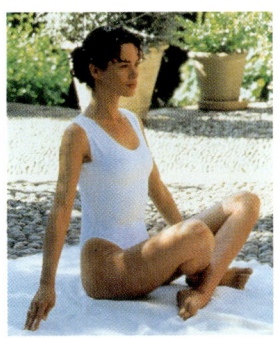

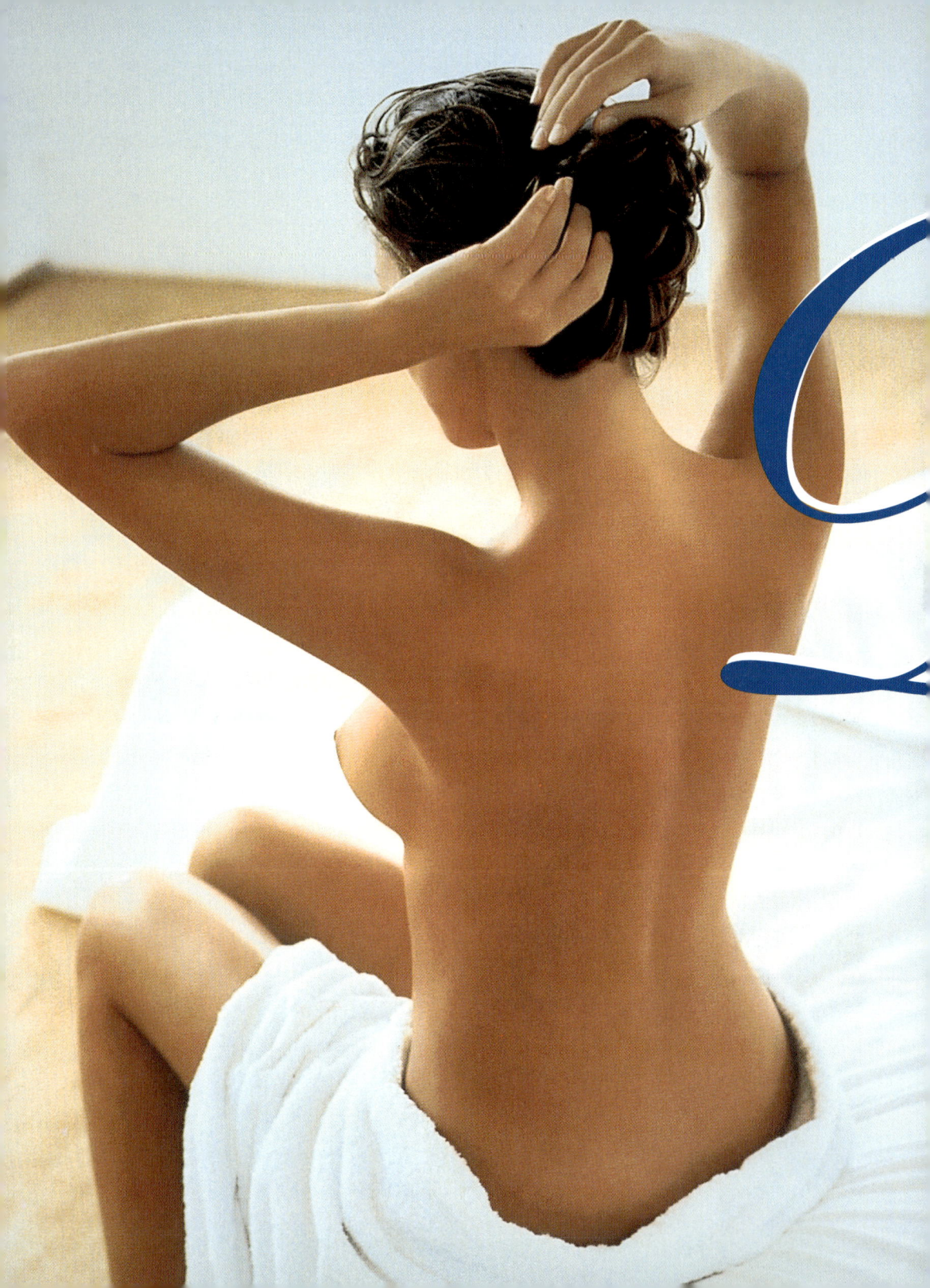

DIE HAUT –
EIN MULTITALENT

Die Haut ist das größte Organ des Menschen – und das mit den vielfältigsten Funktionen: Sie speichert Fett und Flüssigkeit, nimmt Stoffe auf und gibt sie ab, registriert äußere Einflüsse ebenso wie Gefühlsempfindungen. Und nicht zuletzt kann sie den anderen viel über uns mitteilen: Es ist das Bild der Haut, das uns blühend aussehen läßt – oder eben nicht.

Funktionen der Haut *So arbeitet unser größtes Organ*

Aufbau der Haut *Von der Unter- bis zur Oberfläche*

Hautprobleme *Beschwerden, die immer mehr betreffen*

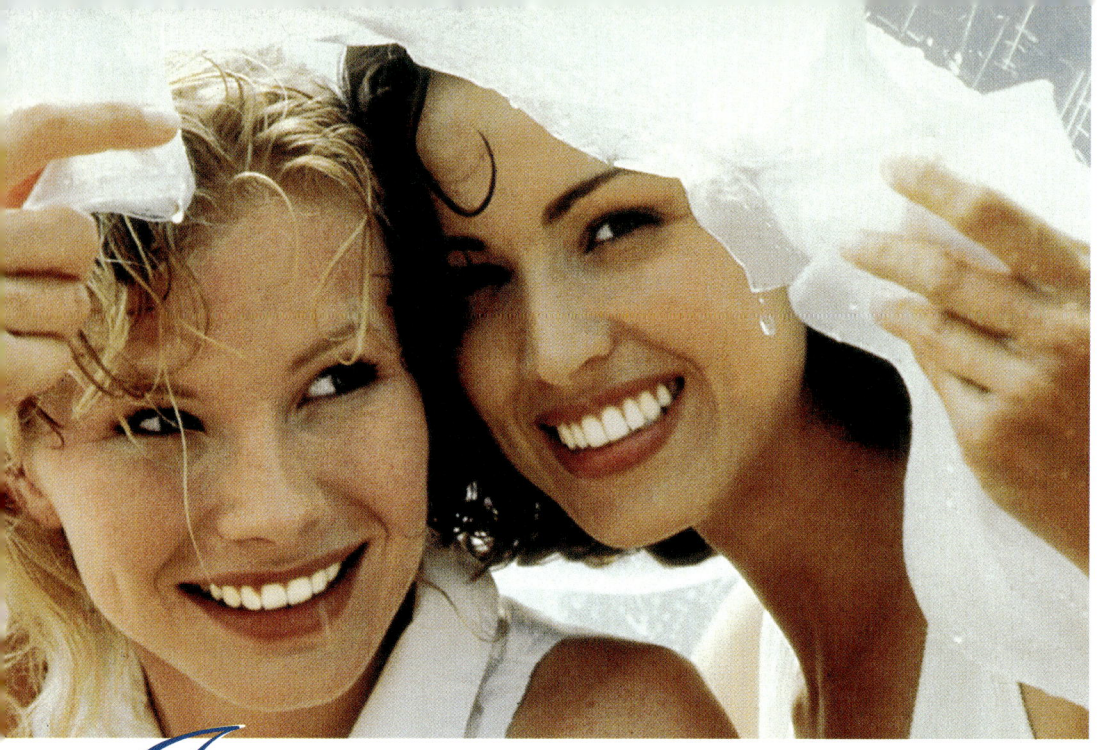

J DIE WICHTIGSTEN FUNKTIONEN, DIE GRÖSSTEN PROBLEME
HRE HAUT IST HOCHBEGABT –
UND HOCHSENSIBEL

Mit Hilfe der Haut spüren wir heiß, kalt und lau, Nässe und Staub, schmeichelnden Sonnenschein und scharfen Wind. Durch sie registrieren wir Berührungen als angenehmes Streicheln oder unangenehmen Druck, können Dinge ertasten, spüren Schmerz. Sie hilft bei der Atmung, der Ausscheidung und dem gesamten Stoffwechsel, und sie dient als Projektionsfläche für eines unserer elementarsten Bedürfnisse: uns und unsere Haut zu verschönern, zu pflegen und attraktiv zu erhalten.

Welche Bedeutung die Haut hat, zeigt schon der allgemeine Sprachgebrauch: Dinge berühren uns; wenn sie mehr als nur die Oberfläche erreichen, gehen sie unter die Haut. Wir verfallen jemandem mit Haut und Haaren; sollte es in weniger glücklichen Stunden doch einmal zu Streit kommen, können wir ganz schnell aus der Haut fahren.

Der Pflege-Notstand

Aber auch die Haut selbst wird heute immer mehr zum Thema: Auf der einen Seite nehmen Hautschäden und -erkrankungen durch Umweltverschmutzung, UV-Strahlung und belastete Nahrungsmittel zu, auf der anderen Seite ist das Angebot an Hautpflegemitteln, Schutzpräparaten und sogenannten Anti-Age-Produkten geradezu explodiert. Tatsächlich wurden dank der dermatologischen und kosmetischen Erkenntnisse in den letzten Jahren viele neue Wege und Methoden entdeckt – die meisten der als revolutionär angepriesenen Erzeugnisse zielen jedoch lediglich auf das Kaschieren optischer Makel ab, nicht aber auf die Behebung ihrer Ursachen.

Gute Kosmetik ist ein Rundumprogramm

Um diese anzugehen, ist viel mehr nötig als eine Palette von Tuben und Tiegeln. So hängt die Balance der Haut immer auch von der körperlichen und seelischen Ausgeglichenheit ab; Faktoren, die diese Ausgeglichenheit ins Schwanken bringen können, spielen in der heutigen Zeit eine immer wichtigere Rolle:

- Ernährung,
- Umweltbelastungen,
- Streß,
- Lebensstil.

Dazu kommt, daß jeder Mensch ganz unterschiedlich auf diese inneren und äußeren Einflüsse reagiert.

Cremen allein genügt nicht: Die Pflege der Haut muß auf ihre individuellen Bedürfnisse abgestimmt werden.

Voraussetzung für die Auswahl und richtige Anwendung passender Kosmetika ist, sich ein Basiswissen über die Haut und deren individuellen Probleme zu verschaffen. Nur wenn Sie ihre Funktionen und Aufgaben, Stärken und Schwächen sowie das Zusammenspiel äußerer und innerer Einflüsse kennen, können Sie ein effektives Pflegeprogramm für schöne, gesunde Haut aufbauen – und zwar mit wenigen Produkten, die nicht unbedingt aufwendig gefertigt und teuer sein müssen.

*D*ER AUFBAU DER HAUT

Die Haut setzt sich aus drei unterschiedlich strukturierten Schichten zusammen:

- Oberhaut (Epidermis) an der Körperoberfläche,
- Lederhaut (Dermis oder Korium), die direkt darunter liegt, und
- Unterhaut (Subkutis), die dickste Hautschicht.

Arbeit im Drei-Schicht-Verfahren

Die **Oberhaut** (Epidermis) besteht aus mehreren Lagen hornbildender Zellen, den Keratinozyten. Über diese Zellen werden Nährstoffe aufgenommen und Stoffwechselschlacken abgegeben. In der untersten Schicht der Oberhaut (Basalschicht) liegen die Pigmentzellen, die für die Bildung des braunen Farbstoffs zuständig sind. Darüber befinden sich die sogenannten Langerhanszellen – Freßzellen, die Eindringlinge von außen auf ihre Verträglichkeit prüfen und gegebenenfalls bekämpfen.

Die Keratinozyten in der Basalschicht teilen sich relativ schnell und wandern dann, sich langsam verhornend, an die Hautoberfläche. Hier werden sie schließlich als Hautschüppchen abgestoßen. Dieser Prozeß dauert bei einer Zelle etwa 30 Tage und findet beim erwachsenen Menschen permanent statt.

In der **Lederhaut** (Korium) liegen – im Gegensatz zur Oberhaut – Blut- und Lymphgefäße sowie Nervenfasern, die Empfindungen wie Berührungs-, Juck-, Schmerz- oder Temperaturreiz weiterleiten.

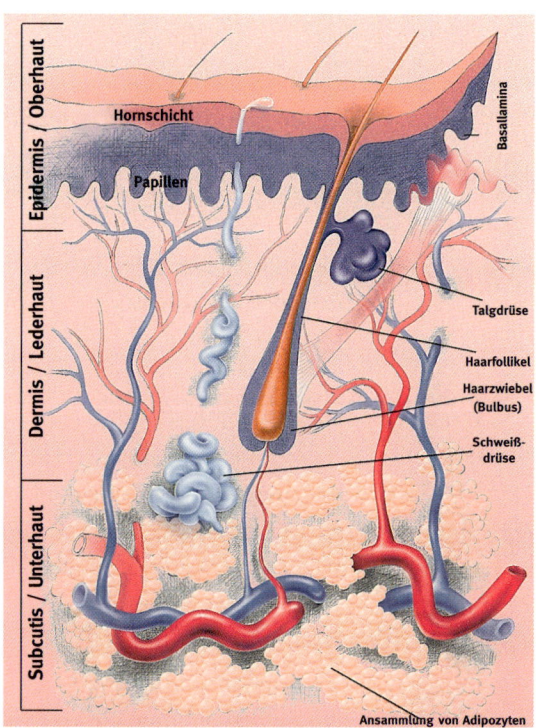

Epidermis / Oberhaut
Hornschicht
Papillen
Basallamina
Dermis / Lederhaut
Talgdrüse
Haarfollikel
Haarzwiebel (Bulbus)
Schweißdrüse
Subcutis / Unterhaut
Ansammlung von Adipozyten

Diagramm der Haut: ein vielschichtiges Gebilde mit vielen Aufgaben.

Die **Unterhaut** (Subcutis) besteht hauptsächlich aus Fettgewebe, außerdem verlaufen hier die größeren Blutgefäße und Nervenfasern. Neben den Haarwurzeln befinden sich auch die Anfänge der Talg- und Schweißdrüsen in der Unterhaut.

Hautanhangsgebilde

So lautet die eher trockene Bezeichnung für Haare und Nägel. Sie bestehen aus Horn und werden über die Haut gespeist. Jeder Mensch besitzt zwischen 300 000 und 500 000 Haare, davon sind 100 000 bis 150 000 Kopfhaare. Die Verankerung der Haarwurzel in der Unterhaut mit den dazugehörigen Pigmentzellen, Blutgefäßen der Talgdrüse und dem Haarbalgmuskel wird Haarfollikel genannt.

Normalerweise wachsen Haare rund einen Zentimeter im Monat; im Winter allerdings nur etwa um die Hälfte. Auch die Nägel drosseln ihr Wachstum in der kalten Jahreszeit; im Sommer werden sie pro Woche ca. 1 Millimeter länger. Sie bestehen aus Keratin, Kalzium, Phosphor und Eiweiß und sollen die empfindliche Haut an den Fingerspitzen und die darunter liegenden Nervenenden schützen.

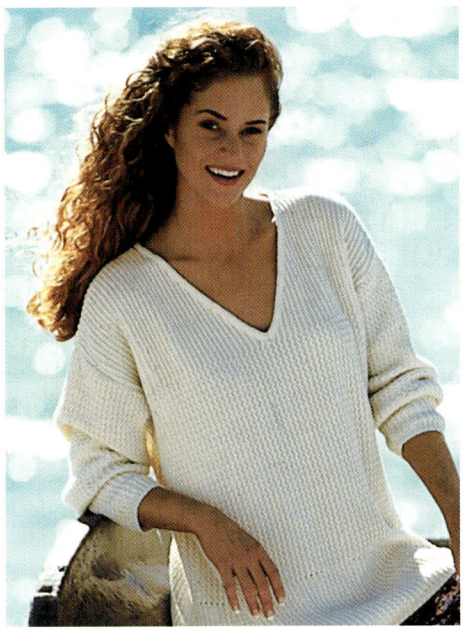

Die Haare gehören – wie die Nägel auch – zu den Anhangsgebilden der Haut und werden über sie versorgt.

Was ist Kollagen?

Der größte Teil des Bindegewebes und 80 Prozent der Lederhaut bestehen aus dem Eiweiß Kollagen. Es wird von den bindegewebsbildenden Zellen als Fasern produziert und gibt der Haut ihre Festigkeit und Widerstandskraft. Für die Elastizität der Haut sind die Muskelfasern der Lederhaut zuständig.

Die Talgdrüsen

Sie siedeln sich an den Haarwurzeln zwischen Ober- und Lederhaut an. Sie scheiden ein Sekret aus, das die Hautoberfläche mit Fett versorgt und sie bei normaler Talgproduktion feucht und geschmeidig hält. Kopfhaut und Gesicht weisen etwa 800 Talgdrüsen pro Quadratzentimeter auf. Mit zunehmender Entfernung vom Kopf nehmen Größe und Anzahl der Talgdrüsen und damit gesteigerte Fettabsonderungen ab.

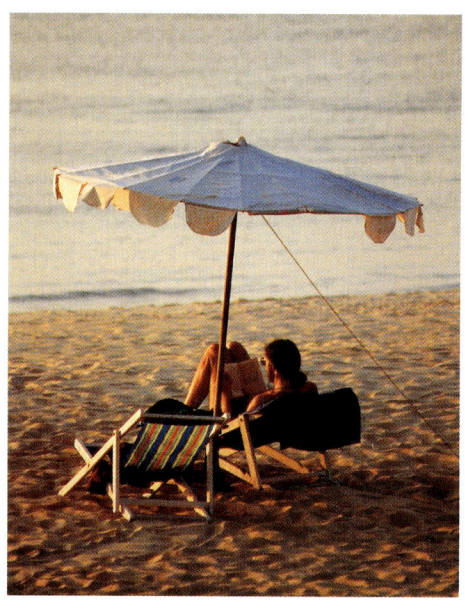

Sonnen-Energie:
Mit Hilfe von UV-Strahlen bildet die Haut
das »Power-Vitamin« D – unerläßlich für
Knochenwachstum und Spannkraft.

Atmung, Entgiftung, Sonnenschutz... – die Arbeitsfelder der Haut

Die Haut, ein Sinnesorgan, ist zugleich auch eines der wichtigsten Körperorgane – nicht nur, weil sie alle anderen wie eine schützende Hülle zusammenhält. Ihre Aufgaben reichen viel weiter: So reguliert sie die körpereigene Temperatur, indem sie einen bei Hitze schwitzen und bei Kälte zittern läßt und ihre Gefäße erweitert oder verengt. Die Schweißdrüsen der Haut schaffen es, die Temperatur des Körpers während unseres gesamten Lebens zwischen etwa 36,5 und 37,5 Grad konstant zu halten – obwohl sich die Außentemperatur ständig ändert.

Während die Hitzerezeptoren der Haut bis zu +45 Grad funktionieren, kann sie Kälte nur bis zu -10 Grad differenziert empfinden. Bei Temperaturen, die darunter liegen, wird sie gefühllos und taub – ein Warnsignal, das vor ernsthaften Erfrierungen schützen soll.

Ohne die Nervenenden, die sich in der Haut befinden, könnten wir auch nicht zwischen trocken und feucht unterscheiden; wir hätten keinen Tastsinn.

Wird der Druck oder die Reibung zu stark, schützt die Haut die betroffenen Stellen mit Verdickung der Hornschicht – wie zum Beispiel an Fußsohlen und Handflächen. Bei ungewohnter Belastung können sich an den strapazierten Stellen Blasen bilden – sie funktionieren wie ein körpereigener Verband als effektiver Druckausgleich.

Vorausgesetzt, sie wird behutsam gebräunt, schützt sie den Organismus mit Pigmentbildung und der sogenannten Lichtschwiele gegen schädliche UV-Strahlen. Außerdem bildet sie unter Sonneneinwirkung das Vitamin D, das für Knochenbildung und Kalkverwertung wichtig ist. Wer sie dagegen achtlos verbrennt, büßt mit Schmerzen und häufig mit gefährlichen Langzeit- oder Spätfolgen wie beschleunigter Hautalterung oder einem erhöhten Krebsrisiko. Und selbst das leidige Fett unter der Haut hat eine wichtige Funktion: Das Unterhautfettgewebe, das unter der Lederhaut liegt, garantiert die Widerstandsfähigkeit und Elastizität der Haut; außerdem dient es als Kälte- und Wärmeschutz und als Energiespeicher für magere, kalorienarme Zeiten.

Und last but not least übernimmt die Haut einen Teil der Atmung. Ein Prozent des Sauerstoffbedarfs gelangt über die Poren in den Körper, vier bis fünf Prozent des verbrauchten Kohlendioxids werden von ihnen nach außen abgegeben. Mit dem Schweiß werden Salz und Rückstände von Medikamenten ausgeschieden – eine Unterstützung der Nieren in ihrer Arbeit.

Selbstschutz mit dem eigenen Mantel

Mit einer Fläche von bis zu zwei Quadratmetern bietet die Haut eine große Angriffsfläche: Umwelteinflüsse treffen sie zuerst. Um die Haut vor dem Austrocknen zu bewahren und um chemische Einwirkungen abzuwehren, hat sie sich einen raffinierten Schutzmantel aus Fettsäuren, Säureresten des Schweißes und einer sorgsam gehegten Bakterienflora zugelegt.

Feindliche Bakterien, Viren und Pilze werden durch diesen Schutzmantel, Immunzellen und selbst gebildete Abwehrstoffe abgewehrt. Gelingt einem Erreger dennoch ein Eindringen, treten die Langerhans- bzw. Freßzellen in Akti-

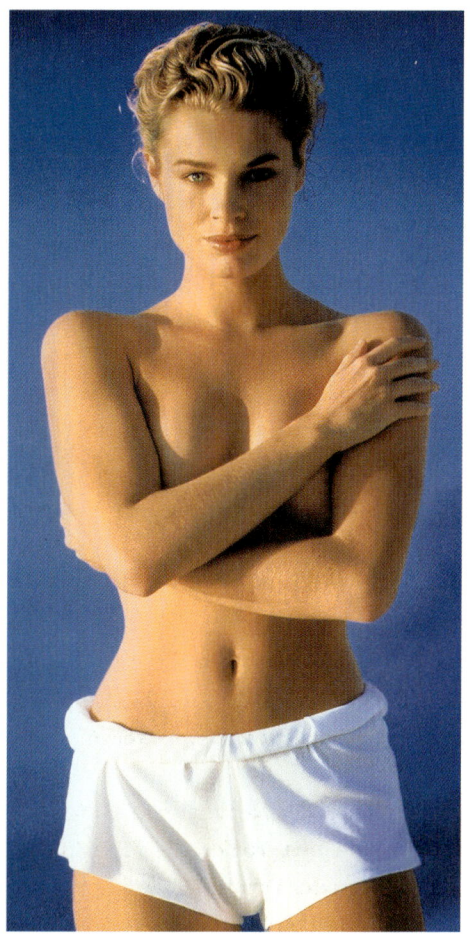

Auch ohne Kleidung wohl behütet: Gesunde Haut schützt rundum vor schädlichen Einflüssen.

on, um ihn anzugreifen und andere Abwehrzellen zu alarmieren. Die Haut wird auch gegen Kälte oder Hitze geschützt: Ihr Mantel sorgt dafür, daß sich die Körpertemperatur auch bei Kälteeinwirkung nicht verändert (durch Verengung der Hautgefäße), auf schädliche UV-Strahlen reagiert er durch Hautbräunung. Wie wichtig die Schutzfunktion der Haut ist, zeigt sich erst, wenn sie nicht mehr funktioniert: Wird der Fett- und Säurehaushalt gestört, kann es zu Pickeln, Furunkeln oder auch Hautinfektionen kommen (s. a. pH-Wert S. 42).

WENN DIE HAUT VERRÜCKT SPIELT...

Ein Drittel aller Deutschen leidet an behandlungsbedürftigen Hautkrankheiten oder Allergien, deren Ursachen oft nicht eindeutig zu klären sind. Meist ist ein kompliziertes Geflecht aus Veranlagung, Lebenssituation und Umweltbelastungen für das Leiden verantwortlich. Und nur eine sehr komplexe Behandlung verspricht Erfolg.

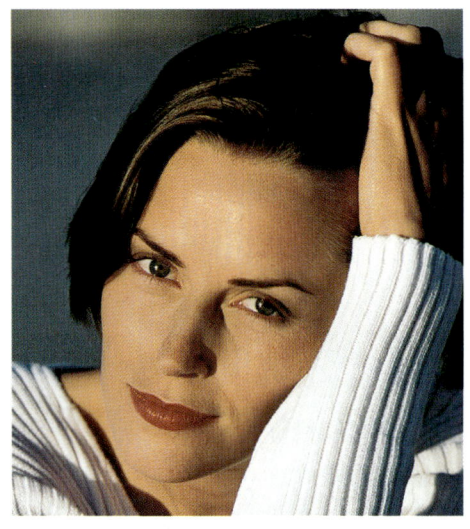

Hautkrankheiten haben oftmals vielfältige Ursachen.

An **Neurodermitis** gibt man genetischen, allergischen und psychischen Ursachen die Schuld. Diese Hautkrankheit zeigt sich durch Rötungen und Verkrustungen der Haut sowie durch einen oft quälenden Juckreiz. Behandlung von Diät über Entspannungstraining bis zu Psychoanalyse.

Ekzeme sind oft Resultat einer ererbten Überempfindlichkeit auf bestimmte Substanzen, z. B. Nickel oder Silber. Häufig hilft es, die Auslöser, wie etwa Metallschmuck, zu meiden.

Schuppenflechte entsteht, wenn aufgrund eines genetischen Fehlers die Zellen in der Oberhaut zu schnell wachsen: Dann bilden sich Schuppenverkrustungen auf der Haut. Sonne und Meerwasser bringen Linderung, in einigen Fällen wird sogar Kortison verabreicht.

Akne trifft vor allem Jugendliche: Die hormonelle Umstellung während der Pubertät verändert die Talgproduktion. Weiblichen Patienten hilft manchmal die Pille, ansonsten: Vitamin B-Komplex und Vitamin A-Säure.

Die ungeschminkte Wahrheit: Ihre Haut verrät sie Ihnen

Um die Abläufe des Körpers besser kennenzulernen, rät die Naturmedizin, in ihn »hineinzuhorchen«, zu versuchen, die Befindlichkeiten der verschiedenen Organe wahrzunehmen. Warum soll, was bei Herz oder Magen sinnvoll ist, nicht auch bei unserem größten Organ funktionieren?

Zumal die Haut es einem leichtmacht. Denn zu ihren vielen Begabungen gehört auch das Talent zur Kommunikation: Allein ihr Aussehen verrät die wichtigsten Informationen über ihren Zustand.

Der Blick, den Sie auf Ihre Haut werfen, sollte deshalb so gründlich wie möglich sein. Nehmen Sie dafür am besten dreiteilige oder vergrößernde Make-up-Spiegel zu Hilfe. Machen Sie sich bewußt, daß es jetzt nicht darum geht, mögliche kosmetische Problemzonen wie Unreinheiten oder Fältchen zu entdecken, sondern »dahinter zu schauen«. Versuchen Sie, kleine Signale einzuordnen und Warnzeichen zu erkennen. Und lassen Sie dem Blick in den Spiegel den in Ihr Inneres folgen. Denn womit auch immer Sie im Alltag fertig werden müssen: Ihre Haut muß es auch.

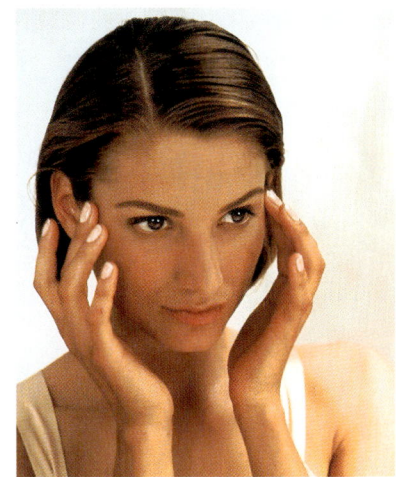

Prüfender Blick: Was verrät das Aussehen meiner Haut?

Sind es wirklich nur Hautprobleme? Oder sieht Ihre Haut möglicherweise schlecht, müde oder angegriffen aus, weil

- Sie eine Krankheit ausbrüten?
- Sie sich mit Sorgen, Streß oder Kummer herumschlagen?
- Sie sich oft ungeschützt in der Sonne aufhalten?
- Sie oft Schmutz, Lärm und anderen Umweltbelastungen ausgesetzt sind?
- Sie sich zuviel Kaffee, Zucker, Salz, Nikotin oder ähnliches zumuten?

Gefürchtete Attacken

Ein Gespenst geht um in der Hautpflege: Der Begriff der »Freien Radikalen« geistert durch die Kosmetikseiten und Anzeigen der Frauenzeitschriften. Bezeichnet werden damit bestimmte molekulare Teilchen, die beim Stoffwechsel entstehen und in begrenzter Anzahl durchaus Gutes tun: Sie unterstützen das Immunsystem bei der Abwehr von Krankheitserregern. Kommt es jedoch zu einer vermehrten Bildung von Freien Radikalen, macht sich ihre negative Eigenschaft massiv bemerkbar: Weil ihnen in ihrer Molekular-Struktur ein Elektron fehlt, greifen Radikale intakte Teilchen wie Proteine und Fettsäuren an, um ihnen dieses Elektron zu entreißen. Die angegriffenen Teile verwandeln sich selbst in Freie Radikale – die Balance der Haut gerät immer mehr ins Wanken...

Weil Umweltgifte und UV-Strahlung diesen Oxydation genannten Vorgang massiv fördern, ist eine bewußte, hautfreundliche Lebensweise besonders wichtig. Mit den Vitaminen C und E sowie dem Provitamin Betacarotin können Sie Ihre Haut von innen stärken, mit verantwortungsbewußtem Sonnenbaden die Zahl der Freien Radikalen reduzieren.

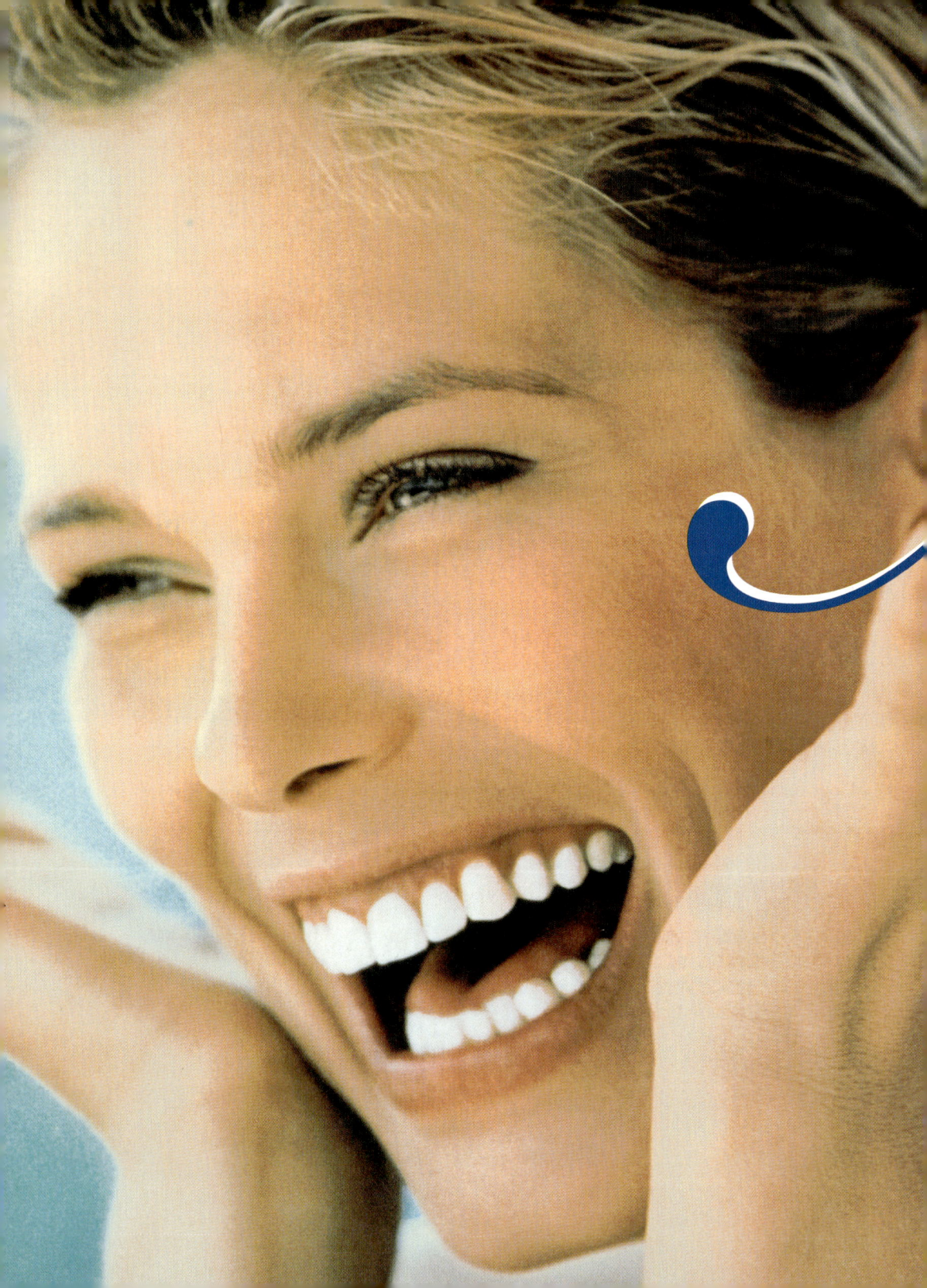

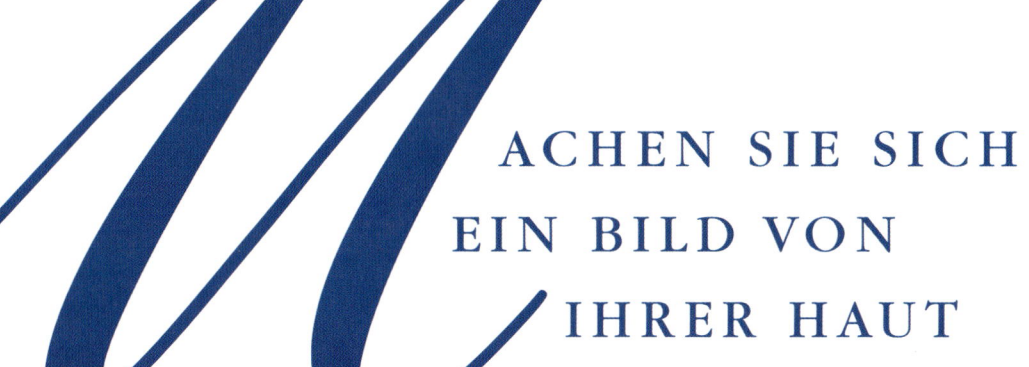

MACHEN SIE SICH EIN BILD VON IHRER HAUT

Nur wer seine Haut genau kennt, kann auf sie und ihre speziellen Probleme eingehen. Zur Wahl der richtigen Pflege wird meist empfohlen, den Hauttyp zu bestimmen. Doch Kategorisieren allein nützt wenig: Um Ihre Haut wirksam zu behandeln, müssen Sie vor allem ihren gegenwärtigen Zustand analysieren – am besten mit Hilfe einer Expertin.

Hauttypen *Von empfindlich bis fettig*

Haut-Check-up *Wie geht es Ihrer Haut momentan?*

Hautdiagnose *So gelangen Sie von der Oberfläche zu den Ursachen*

Experten-Rat *Hilfe von der Kosmetikerin*

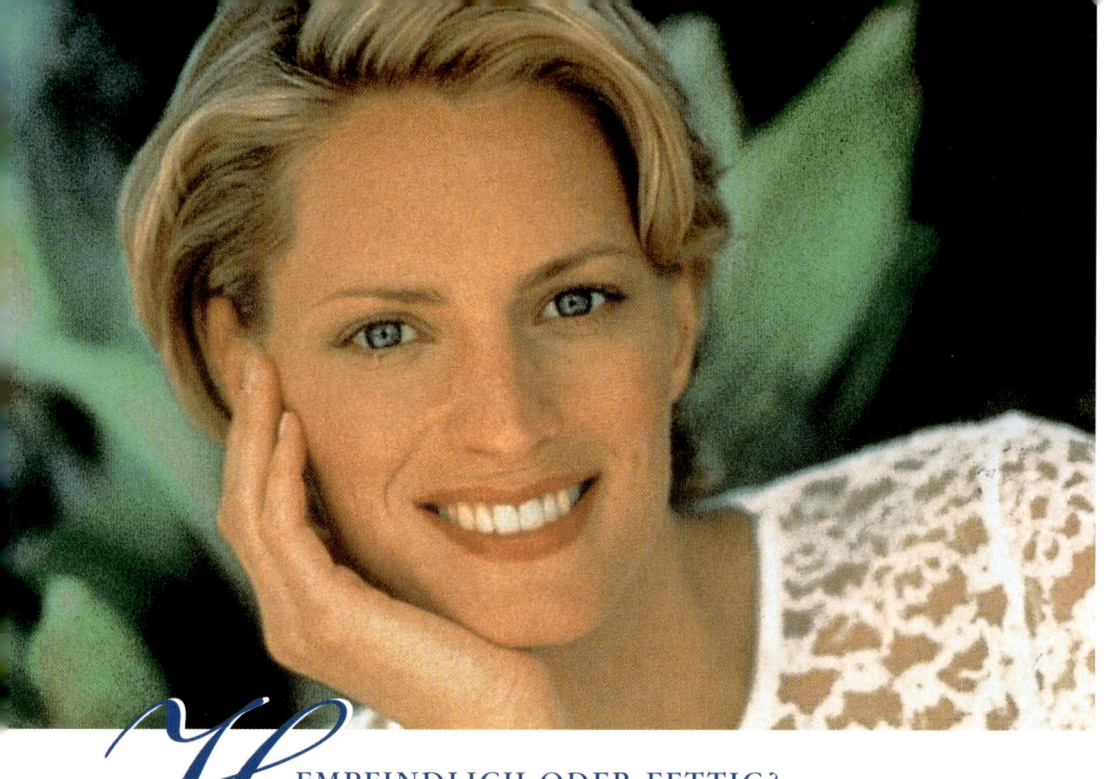

HAUT-KATEGORIEN: FINDEN SIE IHREN TYP

Was trockener Haut nützt, kann unreine Haut möglicherweise noch mehr belasten – und umgekehrt. Damit Sie Ihr Gesicht richtig pflegen und Ihren individuellen Hautproblemen gezielt entgegentreten können, ist es daher wichtig zu wissen, welchen Hauttyp Sie haben – normale, trockene, fettige oder Mischhaut. Die Analyse können Sie anhand typischer Merkmale, die jede Haut aufweist, vornehmen.

Entscheidend: die Talgproduktion

Die Talgbildung bestimmt, ob man einen Hauttyp als normal, fettend oder trocken bezeichnet. Wieviel Talg die Talgdrüsen im Gesicht produzieren, hängt von Veranlagung, Alter und dem körpereigenen Hormonhaushalt ab (männliche Hormone fördern, weibliche bremsen die Talgbildung). Im Laufe eines Lebens kann sich der Hauttyp daher durchaus ändern; außerdem finden sich bei vielen Menschen gleichzeitig trockene und fettende Hautpartien.

Die vier Grund-Typen

Natürlich: Jeder steckt in einer anderen Haut. Dennoch gibt es viele Ähnlichkeiten. Daher unterscheiden Kosmetikerinnen und Dermatologen meist vier klassische Hauttypen – normale, trockene, fettige und Mischhaut.

Normale Haut

Sie ist glatt, geschmeidig und ohne Fettglanz. Die Poren sind normal groß und weisen selbst in der T-Zone kaum Mitesser auf. Die Wangen sind gut durchblutet, leicht rosig, und die Haut fühlt sich etwas prall an. Kinder gehören fast immer zu diesem Hauttyp.

Pflege: Reinigungsmilch, Gesichtswasser und Feuchtigkeitscremes für normale Haut; nicht ölhaltige Abschminkprodukte für die Augen; Augencreme; Masken auf Gel- oder Cremebasis.

Trockene Haut

Sie produziert wenig Talg und glänzt nicht. Sie ist zart, feinporig, feuchtigkeitsarm und spröde, was oft durch ein Spannen im Wangenknochenbereich spürbar wird. Trockene Haut neigt zu schneller Faltenbildung und zu empfindlichen Reaktionen: Oft antwortet sie auf äußere Reize mit Rötungen, Brennen, Jucken oder sogar Allergien.

Pflege: Ölhaltige Reinigungsprodukte und Gesichtswasser für trockene Haut; fettreiche Feuchtigkeitscremes (verwenden Sie eventuell auch tagsüber eine Nachtcreme); ölhaltiges Serum; cremehaltige Packungen; nicht ölhaltige Abschminkprodukte für die Augen; fetthaltige Augencreme.

Mitten durchs Gesicht

geht die sogenannte T-Zone: Damit bezeichnen Kosmetikerinnen Nase, Kinn und Stirn. Hier sitzen besonders viele Talgdrüsen, die zur verstärkten Fettabsonderung neigen.

Fettige Haut

Sie ist großporig und meist schlecht durchblutet. Aufgrund der Überproduktion der Talgdrüsen glänzt das Gesicht stark, und die Poren neigen zur Verstopfung. Die Folge sind Mitesser, Pickel und Entzündungen.

Pflege: Reinigungsmilch und Gesichtswasser für fette Haut; leichte, wasserhaltige Tagesemulsionen oder -gels; Nachtcreme für fette Haut; nicht ölhaltige Abschminkprodukte für die Augen; Augencreme oder -gel; Crememasken oder Abziehmasken.

Checkliste zur Bestimmung des Hauttyps			
Normale Haut	**Mischhaut**	**Fettige Haut**	**Trockene Haut**
frisches, gesundes Erscheinungsbild	trockene und fettige Stellen	straffe Haut	transparent; dünne, gespannte Oberfläche
glatt und geschmeidig	Stirn, Nase und Kinn glänzen	fahler Teint, schlecht durchblutet	matt, glanzlos, neigt zu Rötungen
feinporig, rosig und matt glänzend	fein- und grobporig	große Poren, ölig glänzend	feinporig, spröde
ausgewogene Talg- und Fettproduktion	partielle Über- bzw. Unterproduktion an Talg, um den Feuchtigkeitshaushalt zu regulieren	übermäßige Talgproduktion,	verminderte Talgproduktion und Feuchtigkeitsspeicherung
kaum empfindliche Reaktionen	Mitesser im T-Zonen-Bereich	verstärkte Mitesserbildung, häufig Pickel	neigt zu Rötungen
keine vorzeitige Fältchenbildung	keine vorzeitige Fältchenbildung	kaum Falten- oder Linienbildung	vorzeitige Faltenbildung

Mischhaut

An den Problemzonen Kinn, Nase und Stirn sind die Poren besonders groß und die Talgdrüsen besonders aktiv. Deshalb glänzt die Haut an diesen Stellen fettig, während sie in anderen Regionen, etwa im Wangen- und Augenbereich, trocken und empfindlich ist.

Pflege: Reinigungsmilch für normale oder trockene Haut; Gesichtswasser für fette Haut; Feuchtigkeitscreme für Mischhaut; nicht ölhaltige Abschminkprodukte für die Augen; Augencreme oder -gel; Crememasken oder Abziehmasken.

Weitere Klassifizierungen wie »ältere« (bzw. »reifere«), »empfindliche« oder »unreine Haut« sind Untergruppierungen dieser vier wesentlichen Hauttypen.

Schritt Nummer 2: Die Feinabstimmung

So wie Sie für die Ausarbeitung eines effektiven Fitneß- und Gesundheitstrainings viel genauere persönliche Daten brauchen als nur Größe, Gewicht und Körperbau, benötigen Sie auch für die richtige Pflege Ihrer Haut weit mehr als die Zuordnung zu einem bestimmten Typ: Ob Ihre Haut von der Grundanlage groß- oder feinporig, ob sie eine normale oder Mischhaut ist, sagt wenig über ihren gegenwärtigen Zustand, ihre Stärken und Schwächen aus. Doch genau darauf kommt es an!

Check-up: Wie geht es Ihrer Haut wirklich?

Dem Hautzustand auf der Spur: Dafür reichen allgemeine Feststellungen wie »Rötungen«, »Trockenheit« oder »Fältchen« nicht aus. Eine genaue Beantwortung des nachfolgenden Fragebogens ermöglicht einen differenzierten Zustandsbericht – Grundvoraussetzung für einen auf Ihre Bedürfnisse abgestimmten Pflegeplan:

- Ist die Haut beim Waschen schon empfindlich und rötet sich schnell?
- Wird sie bei Temperaturwechsel rot und brennt?
- Fühlt sie sich nach der Reinigung rauh und schuppig an?
- Wird das Gesicht fleckig bei Streß oder Alkoholkonsum?
- Neigt sie immer noch zu Pusteln, obwohl Sie die Pubertät bereits hinter sich haben?
- Ist sie dünn und gespannt oder faltig?
- Ist sie müde und ohne Elastizität?
- Ist sie dick und wirkt aufgeschwemmt?
- Sind feine Äderchen auf Nase und Wangen sichtbar, ist womöglich dadurch das ganze Gesicht gerötet?

Eine sanfte Creme kann die Haut beruhigen. Doch viele Hautstörungen haben tiefergehende Ursachen und brauchen gezieltere Pflege.

Die Liste der Fragen ließe sich natürlich noch beliebig erweitern. Je länger Sie Ihre Haut studieren, desto mehr eigene Punkte fallen Ihnen vermutlich ein. Nehmen Sie alle Details in die Beschreibung Ihrer Haut auf für Ihren Besuch bei der Kosmetikerin (s. a. S. 25).

Fazit: Wichtiger als der Typ ist der momentane Zustand Ihrer Haut.

Weil das Bild Ihrer Haut nicht nur von hormonellen und altersbedingten Veränderungen, sondern vor allem von Ihren Lebensumständen und Ihrem konkreten Alltag beeinflußt wird, geht es vor allem darum, den Hautzustand zu erkennen. Erst dann können Sie ein umfassendes Programm für die äußere und innere Pflege Ihrer Haut entwickeln.

Von der Oberfläche zu den Ursachen

Um nun herauszufinden, warum Ihre Haut so aussieht, wie sie aussieht, sollten Sie mehr in die Tiefe gehen. Für eine zuverlässige Beurteilung brauchen Sie:

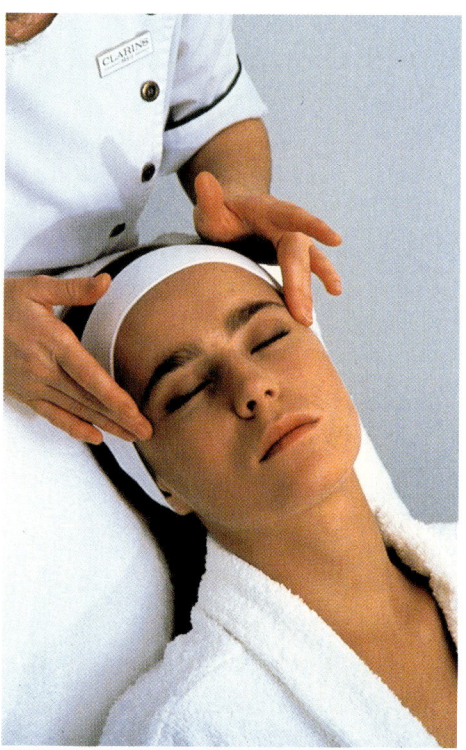

- eine Hautdiagnose. Darunter verstehen Kosmetikerinnen und Dermatologen eine genaue Beschreibung des momentan sichtbaren Zustandes und der gegenwärtigen Reaktionen der Haut.
- möglichst vollständige Angaben über zurückliegende oder gegenwärtige Krankheiten sowie Unverträglichkeiten oder Überempfindlichkeiten bei Medikamenten, die eingenommen werden oder eingenommen wurden.
- eine Bestandsaufnahme aller Faktoren, die Ihre Gesundheit, Ihr Wohlbefinden, und damit auch die Gesundheit und das Aussehen Ihrer Haut mitbestimmen.

Wie reagiert die Haut auf Massage: gereizt oder entspannt? Auch diese Frage kann Bestandteil der Hauttyp-Bestimmung sein.

Allein lassen sich diese drei Komplexe sicher nur schwer vollständig beantworten. Möglicherweise stehen auch einige unbequeme Fragen über bestimmte Alltagsgewohnheiten an – sei es Nikotingenuß, Näscherei oder zuviel Sonne. Auch hier geht es zu zweit leichter. Am besten machen Sie sich die Erfahrung und Kompetenz einer guten Kosmetikerin zunutze. Von ihren Ratschlägen werden Sie – und Ihre Haut – lange profitieren können.

Ortstermin:
Was passiert bei der Kosmetikerin?

Für eine fundierte Diagnose braucht sie – neben Wissen und Können – einige Hilfsmittel sowie Ihre aktive Mitarbeit. Und damit fängt alles an. Um zu zuverlässigen Ergebnissen zu kommen, muß die Expertin ein genaues Bild davon erhalten, ob und wie die Haut ihre Aufgaben erfüllen kann. Produziert sie genügend Fett? Hat sie ausreichend Feuchtigkeit? Wie ist die Durchblutung? Exakt kann sie das nur beurteilen, wenn sich Ihre Haut gewissermaßen im Originalzustand befindet, äußere Einflüsse und Reize also soweit wie möglich ausgeschaltet sind.

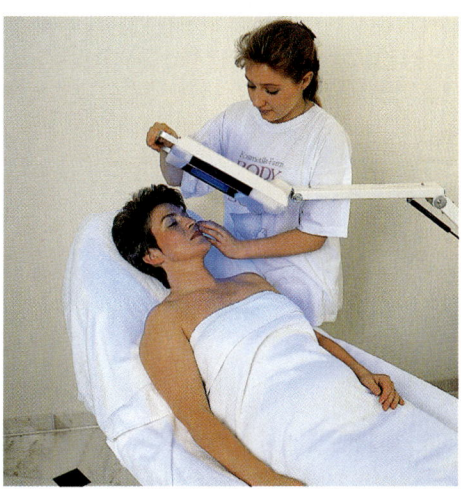

Die Haut unter der Lupe – nur so läßt sich ihr Zustand exakt bestimmen.

Zu den normalen Arbeitsinstrumenten einer Kosmetikerin gehören eine Lupenleuchte (am besten mit Schwarzlicht), ein Metallspatel zur Dermographie, eventuell noch gläserne Objektträger. In vielen Instituten stehen raffinierte Geräte, mit denen sich bestimmte Werte technisch messen lassen – doch die mit Abstand wichtigsten Hilfsmittel sind die Erfahrung und die Hände der Kosmetikerin. Sie wird Ihr ganzes Lebensumfeld, berufliche wie private Belastungen, Ihre Krankengeschichte, Ihre Ernährungs- und Genußgewohnheiten mitbedenken, wenn Sie den Zustand Ihrer Haut beurteilt. Erst danach sollten Sie sich entscheiden, wie Sie Ihre Haut künftig pflegen.

Tips für den Besuch bei der Kosmetikerin

- Wenigstens drei Stunden vor der ersten Hautdiagnose sollten Sie Sport, Fitneß-Training oder Saunagang beendet haben – sonst stimmt die Beurteilung der Durchblutung nicht.
- Wenigstens drei Stunden vor der ersten Hautdiagnose sollten Sie von Gesicht und Hals jede Art von Creme oder Make-up entfernt haben. In dieser Zeit arbeitet die Haut ihr eigenes Programm ab, und die Kosmetikerin kann sehen, wieviel Fett produziert wird. Wird sie erst im Kosmetikstudio abgereinigt, wie es im Fachjargon heißt, ist die Haut trockener und gereizter als normal, ihre Durchblutung ist zusätzlich angeregt – das verzerrt das Bild Ihres Hautzustandes.
- Vor der ersten Hautdiagnose sollten Sie nicht ins Solarium gehen, denn das Bräunen auf der Sonnenbank kann Ihr Hautbild stark beeinflussen.

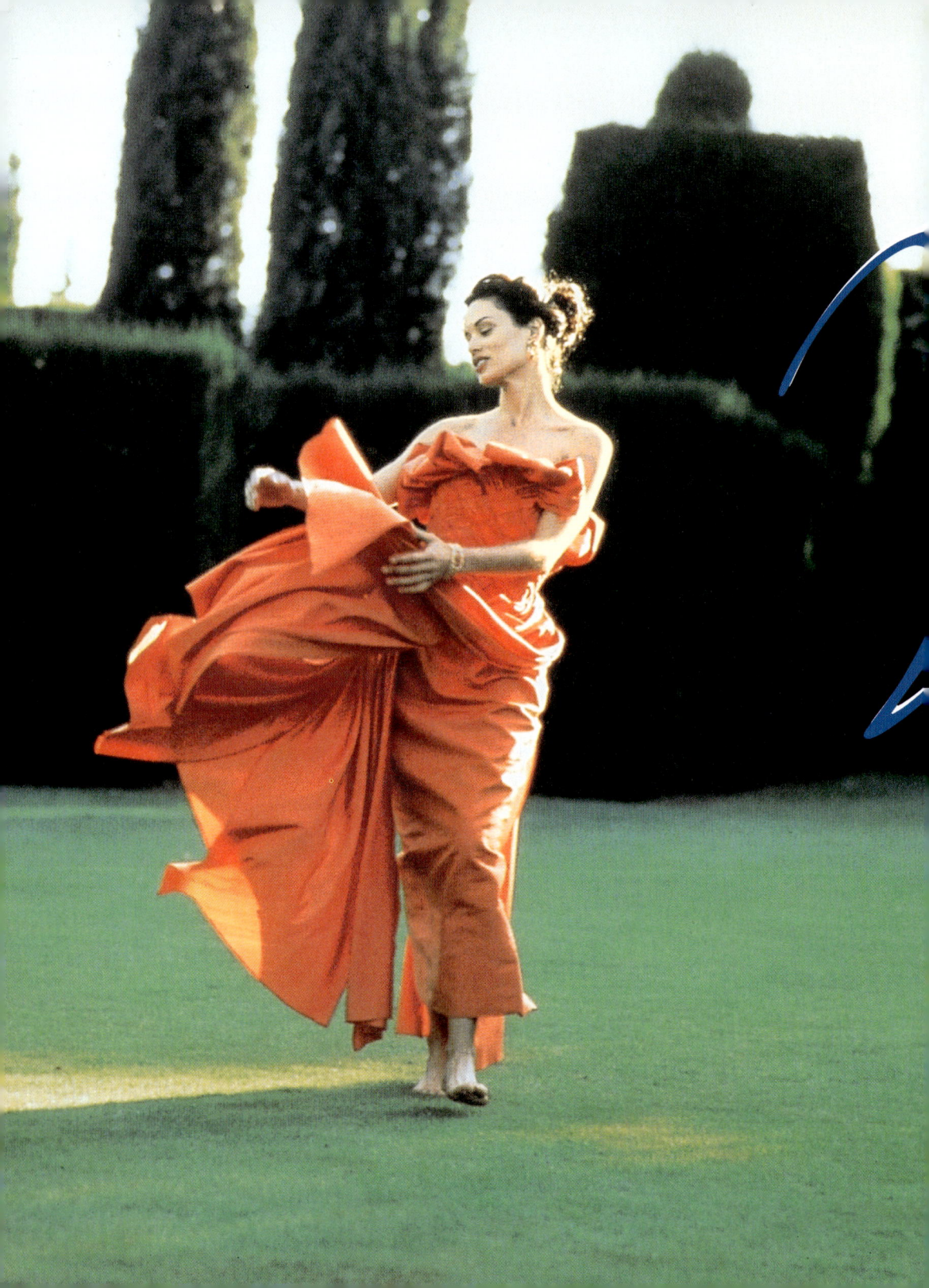

WAS DIE HAUT AUS DEM TAKT BRINGT

Die Beschaffenheit Ihrer Haut ist Veranlagungssache – ihr Aussehen aber nicht: Jede Störung im körperlichen oder seelischen Gleichgewicht läßt sich an der Haut deutlich erkennen: Jede Veränderung wirkt sich unmittelbar auf ihren Zustand und ihr Erscheinungsbild aus. Nun können Sie zwar nicht alle störenden Faktoren einfach aus Ihrem Leben streichen – aber so mit ihnen umgehen, daß Sie die kostbare Balance nicht gefährden.

Streßfaktoren *Was die Haut alles mitbekommt*

Vererbung *Bestimmen die Gene auch den Teint?*

Ernährung *So reagiert die Haut auf unser Essen*

Alltagsstreß *Entscheidend – die innere Ruhe*

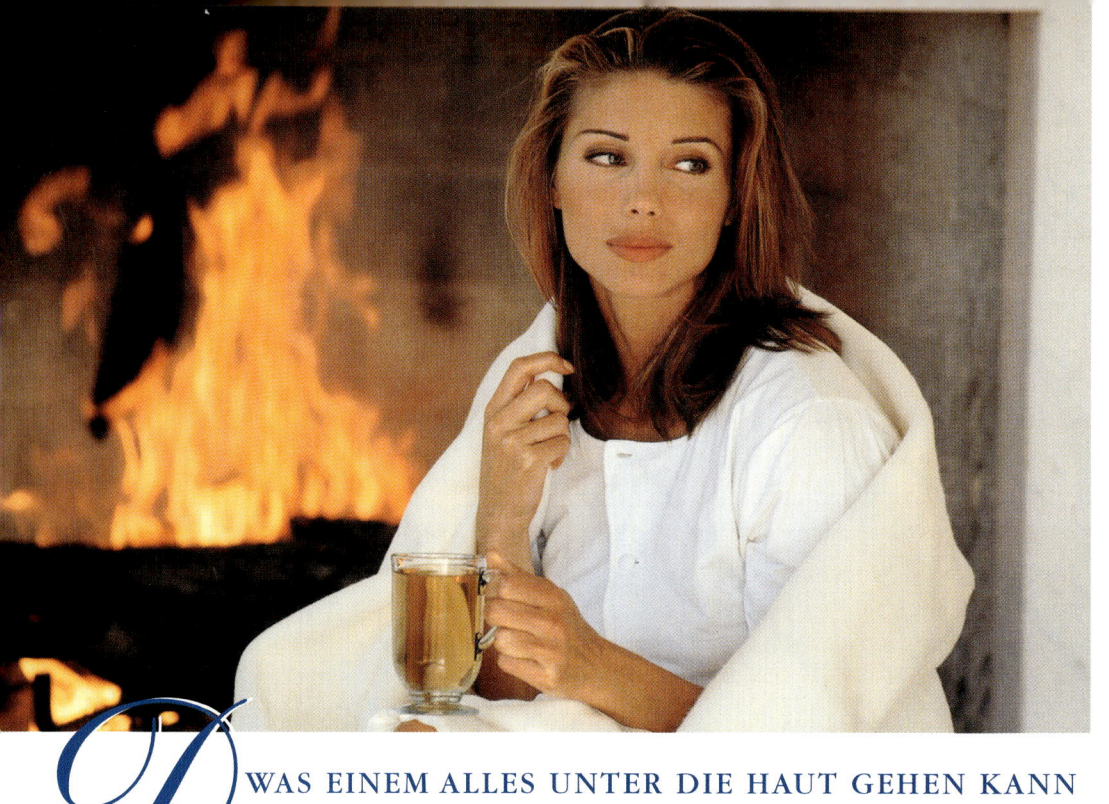

D WAS EINEM ALLES UNTER DIE HAUT GEHEN KANN
DIE FAKTOREN, DIE UNSER AUSSEHEN BEEINFLUSSEN

Manchmal scheint die Erklärung ganz einfach: dunkle Ringe unter der Haut? Dann gönnt man sich eben mal acht Stunden Schlaf! In wenigen glücklichen Fällen verschwinden die Schatten danach sogar tatsächlich. Doch meistens erweisen sich Hautprobleme als hartnäckig – weil sie nicht aus kleinen Unregelmäßigkeiten des Alltags resultieren, sondern tiefere und vielfältige Ursachen haben.

Hautnahe Wirkung

Die Faktoren, die die Haut beeinflussen, sind ganz unterschiedlich. **Vererbte Anlagen** können das Hautbild ebenso prägen wie bestimmte **Ernährungsgewohnheiten,** die **Lebensweise** kann eine genauso große Rolle spielen wie das **soziale und häusliche Umfeld** – und die geht fast jedem tief unter die Haut.

Diese unterschiedlichen Elemente befinden sich in einem komplexen und vielschichtig vernetzten Gleichgewicht, das höchst sensibel auf Veränderungen reagiert.

28

Streßfaktoren für die Haut

Ein bißchen Streß kann sich durchaus günstig auf das Leben auswirken, er fördert die Motivation, ein bestimmtes Ziel zu verfolgen. Ungesund wird er erst dann, wenn er sich als permanenter Begleiter im Leben einstellt und es uns unmöglich macht, einfach abzuschalten und Phasen der Entspannung und Erholung einzulegen. Nervliche Überlastung kann sich auch auf unser Hautbild auswirken und bestehende Hautprobleme verschlimmern oder auslösen: Gesichtsröte, Juckreiz, Akne, Ekzeme oder Ausschläge sind nur einige Beispiele dafür. Streß kann durch alles Mögliche ausgelöst werden. Faktoren, die auch für die Haut eine besondere Belastung bedeuten, können sein: extreme Temperaturschwankungen, unverträgliche Ernährung, unsachgemäße Pflege (z.B. durch zu häufiges Peeling oder minderwertige Pflegeprodukte), Umweltbelastungen, psychische Probleme (berufliche, familiäre).

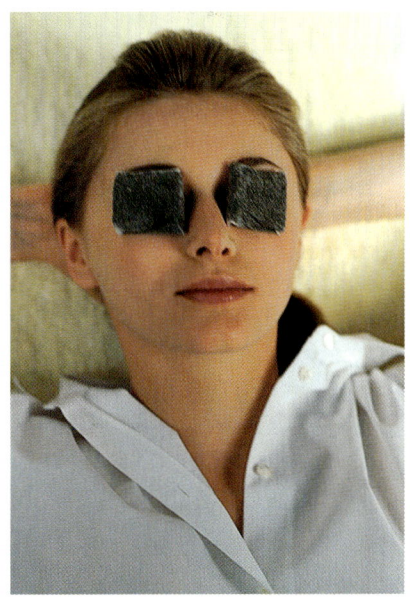

Gestreßte Haut, geschwollene Augen? Ein Hausmittel leistet Erste Hilfe – Teekompresse mit schwarzem Tee.

Einfach abschalten

Vor allem sollte man natürlich versuchen, die jeweils verantwortlichen Streßfaktoren möglichst auszuschalten. So einfach ist das in der Regel allerdings nicht. Versuchen Sie auf jeden Fall, ein wenig Ruhe in Ihren Alltag zu bringen. Folgende Entspannungsmaßnahmen können sie z. B. ergreifen:

- Verwöhnen Sie sich, legen Sie mal einen Beauty-Tag ein. Oder lassen Sie Ihren Streß durch eine wohltuende Massage einfach „wegkneten".
- Powern Sie sich körperlich aus, um Streß abzubauen (z.B. durch Jogging, Gymnastik o.ä.).
- Führen Sie ein Streß-Tagebuch. Schreiben Sie sich alles von der Seele.
- Machen Sie regelmäßig ein Entspannungstraining wie z.B. Yoga, Autogenes Training oder Meditation (s. a. S. 87 ff.).

> ## Teekompresse gegen Streß
>
> Brühen Sie einen Teelöffel Assam-Tee in einer Tasse Wasser auf, lassen Sie ihn 10 bis 15 Minuten ziehen und abkühlen. Feuchten Sie die Wattepads gut damit an und legen Sie diese auf die Haut.
> Übrigens: Saubere Windeln lassen sich ebensogut verwenden.

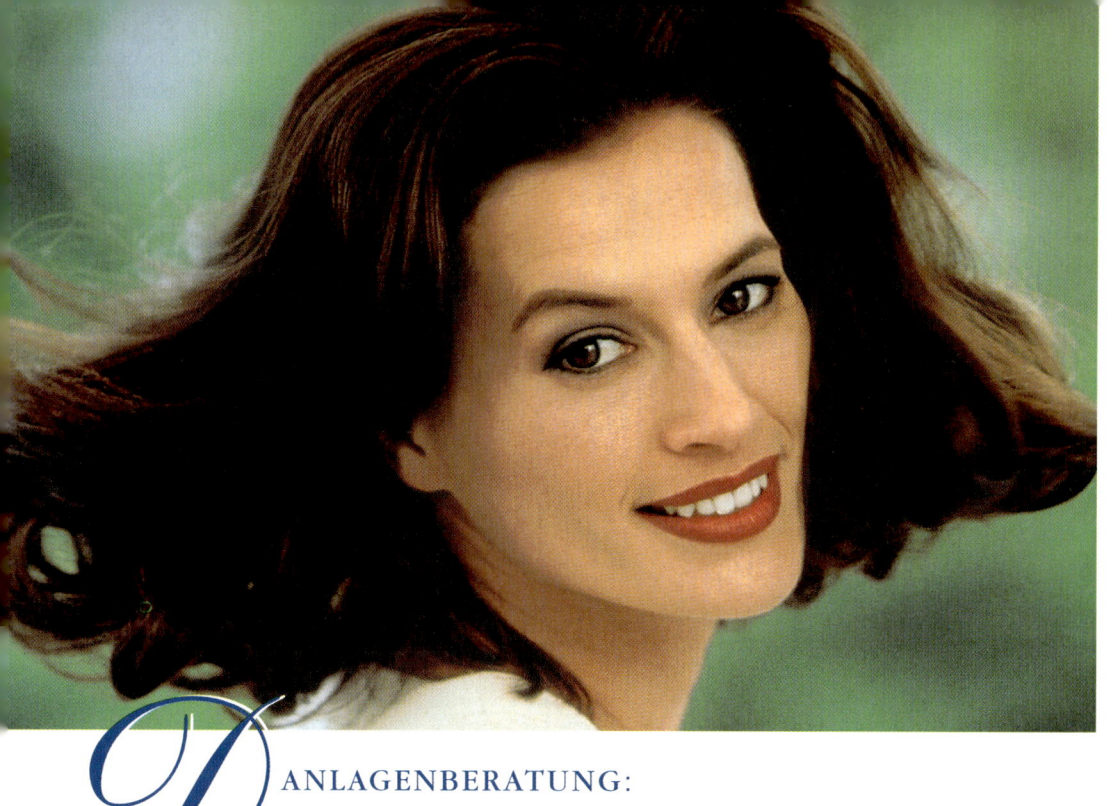

ANLAGENBERATUNG:

DIE GENE BESTIMMEN LÄNGST NICHT ALLES

Manchen sieht man selbst eine durchtanzte Nacht nicht an, bei anderen zeigen sich schon nach den kleinsten Aufregungen rote, jukkende Stellen: Wie der Knochenbau oder die Farbe der Iris vererbt werden, haben wir auch gewisse Eigenschaften der Haut unseren Genen zu verdanken. Ein schwaches Bindegewebe oder labile Venen lassen sich nie vollständig »wegpflegen«, aber mit dem richtigen Verhalten in eine gesunde Balance bringen.

Dünnes oder brüchiges Haar

Wie dick oder dünn unser Haar ist, wird durch Vererbungsfaktoren bestimmt. Dünnes Haar kann durch Henna-Pflegemittel vorübergehend gefestigt werden. Starke Sonnenbestrahlung, heißes Fönen, scharfe Shampoos, Dauerwellen und Bleichmittel machen die Haare brüchig. Ein sanfter Umgang ohne ständiges Herummanipulieren führt dazu, daß sich die Haare relativ bald wieder regenerieren können.

Die Stellen mit den Dellen...

… sind ein typisches Beispiel für die Wechsel-beziehung zwischen Veranlagung und Lebens-weise: Cellulite, die gefürchtete Orangenhaut, haben Frauen der besonderen Beschaffenheit ihres Bindegewebes zu verdanken. Weil dieses extrem elastisch sein muß, damit es bei einer Schwangerschaft dehnbar ist, können sich sehr leicht Fettzellen zwischen die Fasern schieben. Nun ist zwar auch die Anzahl der Fettzellen vererbt – aber nicht deren Größe: Regelmäßiger Ausdauersport, ballaststoffrei-che Ernährung sowie Wechselduschen und Saunagänge verhindern ein Anwachsen der Fettdepots der unteren Hautschicht und bau-en Schlackstoffe ab, die sich sonst im Bindege-webe ablagern würden.

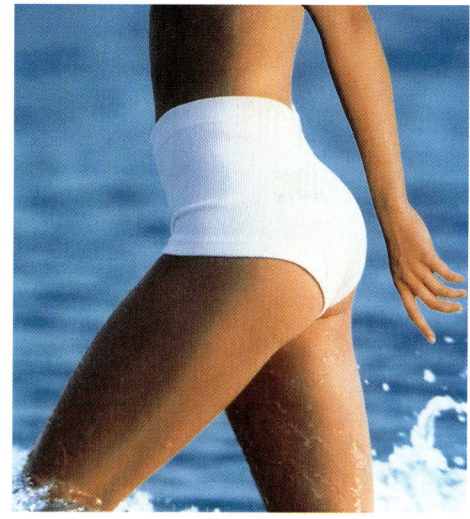

Schreckgespenst Orangenhaut – durch Sport und gesunde Ernährung läßt sie sich in Schach halten.

Sommersprossen und Altersflecken

Auch bei Sommersprossen gilt: Sie haben sie – oder Sie haben sie nicht. Die Veranlagung ist genetisch bedingt, ein angeborener Sonnen-schutz für sehr hellhäutige Menschen: Bei star-ker UV-Strahlung wird die Haut durch Pigment-ansammlungen an besonders empfindlichen Stellen geschützt. Doch auch hier spielt der verantwortungsvolle Umgang mit dem Famili-enerbe eine große Rolle: Wer nicht zu lange und geschützt durch eine Sonnencreme mit hohem Lichtschutzfaktor in die Sonne geht, verhindert, daß die Pigmentierung zu stark wird. Altersflecken, die nicht mit der Geburt, sondern erst im Laufe der Jahre auftreten, sind übrigens noch abhängiger vom individuellen Verhalten: Die Zahl der Sonnenbäder beein-flußt ihre Anzahl und Intensität entscheidend.

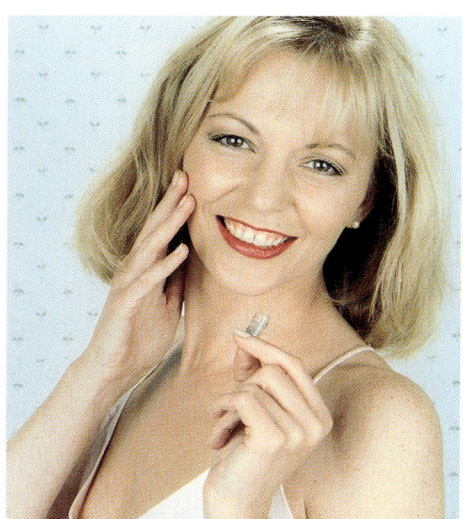

Sommersprossen: kein Schönheitsfehler, sondern Eigenschutz lichtempfindlicher Haut. Eine gute Sonnencreme hält die Zahl der Pünktchen in Grenzen.

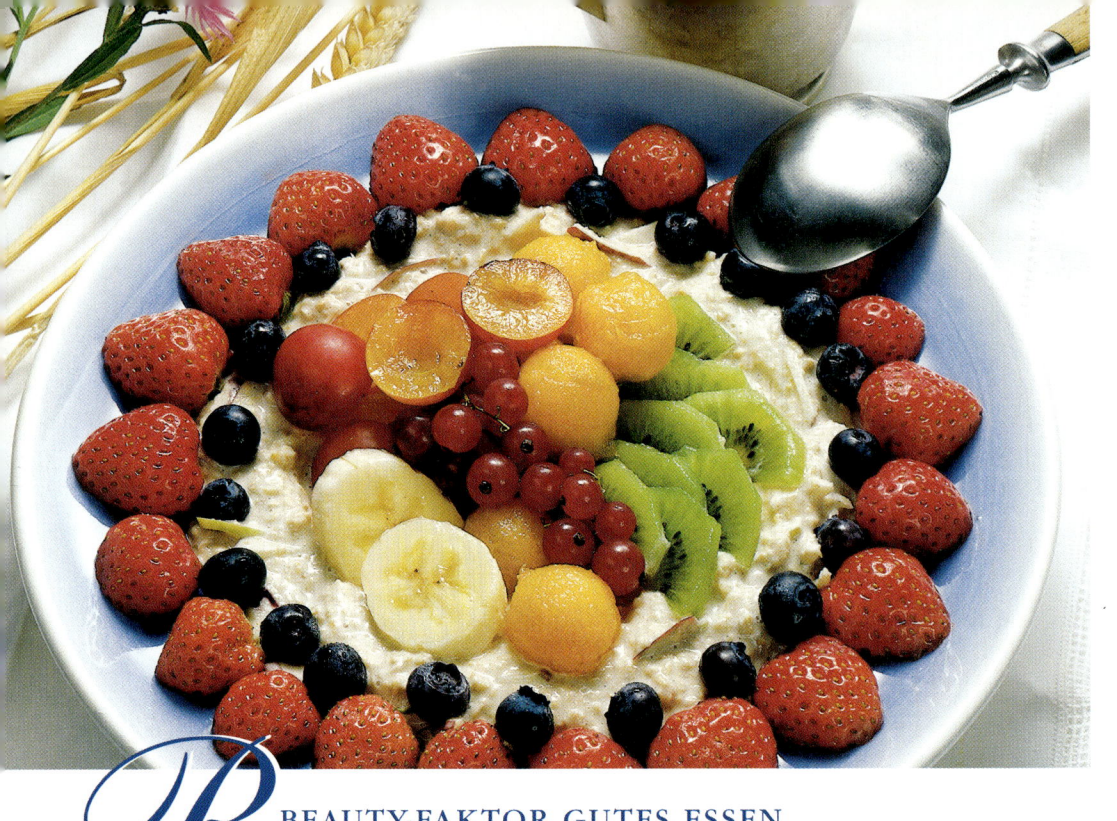

RICHTIGE ERNÄHRUNG – DIE KOMPLIZIN IHRER HAUT

Wer gut aussehen will, muß auch gut essen – ganz simpel. Mit Diät oder Verzicht hat das nichts zu tun. Vielmehr geht es um eine kluge Auswahl der Nahrungsmittel, die Sie täglich zu sich nehmen. Ihre Ernährung kann Körper und Psyche – und damit die Haut – täglich positiv beeinflussen. Gutes Essen verleiht Energie, nährt den Organismus, wirkt dadurch auf Haut, Haare, Nägel, Knochen, den Hormonhaushalt und alle Organe und sorgt, last but not least, für Wohlbefinden, Lust und Entspannung. Wie Sie mit der richtigen Ernährung konkret etwas für Ihre Haut tun können, wird in dem Kapitel »Schönheit von innen« (Seite 71 ff.) ausführlich erläutert. – Hier vorab schon einmal die wichtigsten Grundregeln für eine gesunde, hautfreundliche Ernährung.

Die fünf »W's«: So essen Sie gut – und gesund

Wer sich an eine Handvoll ganz einfacher Regeln hält, sorgt für einen ausgewogenen Speiseplan, der den Körper mit allem Notwendigen versorgt und den Genuß nicht zu kurz kommen läßt.

Was? – Zwei Drittel der täglichen Nahrung sollten aus Gemüse, Getreideprodukten, Obst und Kartoffeln bestehen, im restlichen Drittel finden sich Fleisch, Fisch, Milch und Milchprodukte und alle Genußmittel. Bereiten Sie alles immer möglichst frisch zu, achten Sie auf qualitativ hochwertige und möglichst unbehandelte, natürlich erzeugte Zutaten. Verwenden Sie außer Butter nur pflanzliche Öle aus Erstpressung!

Wo? – Wählen Sie grundsätzlich einen schönen Ort zum Essen, decken Sie dafür sorgfältig den Tisch. So ißt man langsamer, mit mehr Genuß – und letztendlich auch weniger.

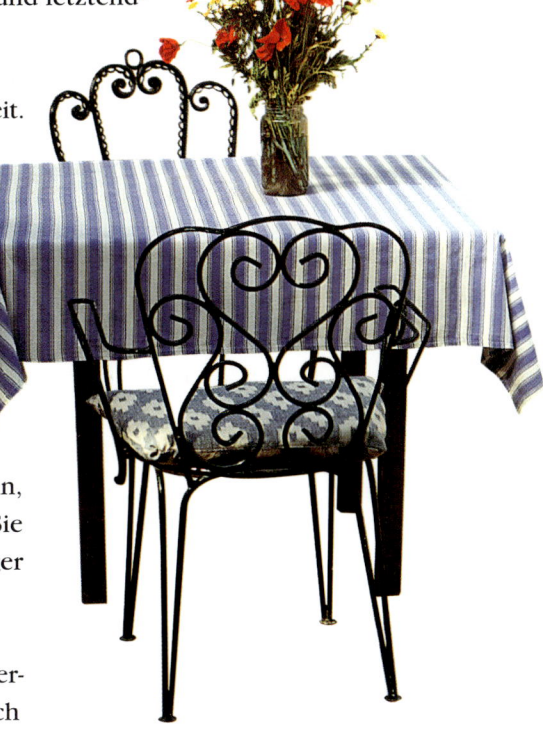

Wie? – Nehmen Sie sich ausreichend Zeit. Essen Sie, wenn möglich, in angenehmer Gesellschaft. Wer nicht achtlos schlingt, gibt seinem Körper Zeit, sich auf die Nahrung einzustellen: Bis das Gehirn das Signal »Sättigung« empfangen und weitergegeben hat, verstreichen mindestens 20 Minuten!

Wann? – Essen Sie wirklich nur dann, wenn Sie Hunger verspüren. Lassen Sie sich nicht von Appetit oder Heißhunger austricksen!

Wieviel? – Essen Sie nur, bis das Hungergefühl gestillt ist. Wenn Sie jetzt noch weitermachen, kann zur Qual werden, was bisher Genuß war.

Essen an einem schönen Ort –
damit die Mahlzeit zur Erholung wird.

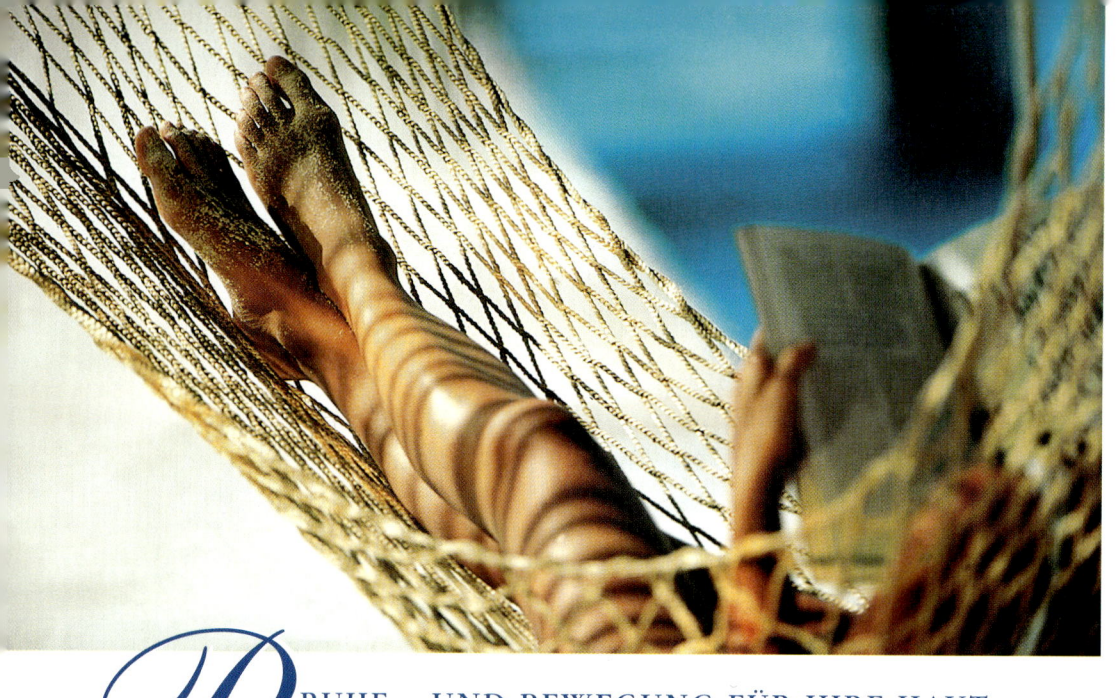

*P*RUHE – UND BEWEGUNG FÜR IHRE HAUT
*P*ENDELN SIE DEN ALLTAG AUS

Nicht jeder hat Zeit oder Lust, mit Entspannungstechniken wie Yoga oder Meditation etwas fürs innere Gleichgewicht zu tun. Doch jeder kann im ganz normalen Alltag auf den richtigen Wechsel zwischen Ruhe und Power, An- und Entspannung achten. Der richtige Rhythmus zwischen Wachen und Schlafen, Arbeit und Freizeit, Bewegung und Ruhe kann viel zu einem ausgeglichenen Erscheinungsbild Ihrer Haut beitragen.

Schritt für Schritt zu einem strahlenden, entspannten Aussehen

Walking ist die ideale Verbindung von Power und Ruhe schlechthin: Durch das zügige Marschieren trainieren Sie Kreislauf und Muskeln; gleichzeitig schonen Sie Knie und Gelenke. Die gleichmäßige Belastung verbrennt Fettkalorien optimal, festigt das Gewebe und hilft beim Entschlacken. Positiver Psycho-Faktor: Weil bei Walking nicht neue Geschwindigkeitsrekorde, sondern Gesundheit und die Lust an der Bewegung zählen, ist dieser Sport der ideale Ausgleich nach einem stressigen Tag im Büro oder zu Hause. Dazu kommt die intensive Zufuhr frischer Luft: Sauerstoff ist nicht nur wichtig für den Blutkreislauf, sondern unterstützt auch die Haut bei der Atmung und Ausscheidung.

Die Haut – Spiegel der Seele

Physis und Psyche stehen in einer engen, sehr komplexen Wechselbeziehung: Körperliche Beschwerden beeinträchtigen auch Lebenslust und Laune – und seelische Schwierigkeiten sieht man dem Äußeren meist deutlich an. Mit ihren vielfältigen Funktionen und Verbindungen ist die Haut ein besonders sensibles Stimmungsbarometer, das den Seelenzustand sofort anzeigt. Die Haut reagiert gewissermaßen wie ein Lügendetektor – auf jeden Einfluß gibt sie eine Antwort: Wir werden blaß vor Schreck oder rot vor Scham; wenn wir uns fürchten, bekommen wir eine Gänsehaut oder spüren, wie der vielzitierte kalte Schweiß ausbricht. Jeder kennt das strahlende Aussehen von Verliebten, die energiegeladene Aura von Menschen, die ihren Beruf mögen, das Leuchten, das von manchen jungen Müttern auszugehen scheint …

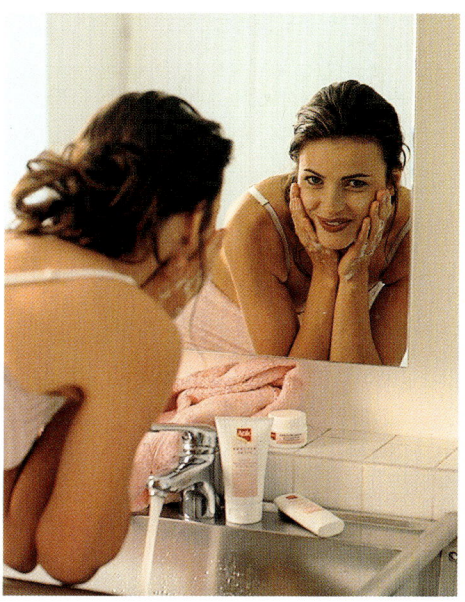

Strahlende Laune – strahlendes Aussehen: Hochstimmung bringt alle Körperfunktionen in Hochform – auch die der Haut.

Daß das nicht nur subjektive Eindrücke sind, zeigten Hypnoseversuche, bei denen neben Blutdruck und Herzschlag auch Hautdurchblutung und -widerstand gemessen wurden: Die Haut reagierte auf seelische Veränderungen ebenso wie die anderen Organe.

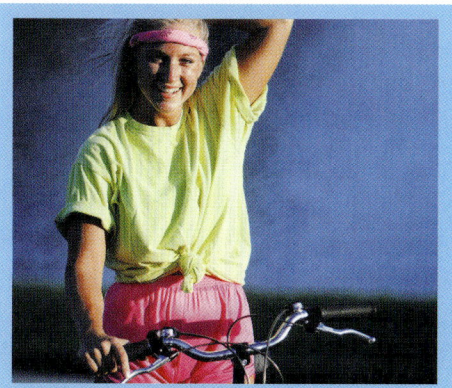

Wechselspiele

Müssen Sie bei Ihrem Job viel im Auto sitzen? Dann sollten Sie in Ihrer Freizeit möglichst darauf verzichten: Fahren Sie lieber mit dem Fahrrad ins Naherholungsgebiet anstatt mit dem Auto zu einem weit entfernten Ausflugsziel. Versuchen Sie, Bewegung in Ihren Alltag zu bringen, indem Sie soviel wie möglich zu Fuß oder mit dem Fahrrad erledigen.

Gute Zeiten, schlechte Zeiten

Leider lassen sich auch die negativen Erlebnisse schnell von der Haut ablesen. »Du siehst aber auch wirklich schlecht aus!« ist der typische – und gefürchtete – Kommentar, wenn man von Schwierigkeiten oder Sorgen erzählt. Probleme in Beziehung oder Beruf, Streß oder Unzufriedenheit machen sich früher oder später am Erscheinungsbild der Haut bemerkbar.

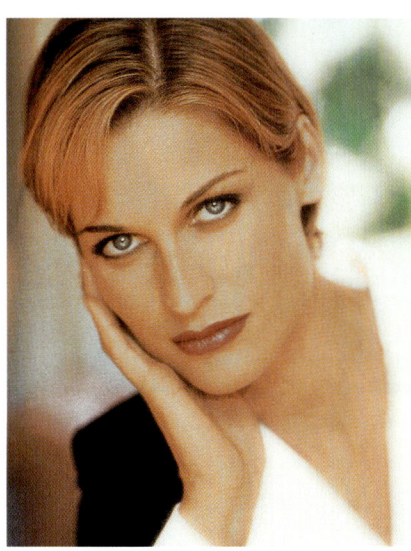

Stimmungsbarometer „Haut":
Streß und Probleme lassen die Haut
nicht kalt.

»Kummer-« oder »Sorgenfalten« sind heute längst nicht mehr nur kosmetische, sondern auch medizinische Begriffe. Gerade bei sensiblen, intelligenten Menschen konstatieren Ärzte immer wieder, daß Probleme sprichwörtlich unter die Haut gehen. So sind Beschwerden wie die »hektischen roten Flecken« an Hals oder im Gürtelbereich oftmals nicht Anzeichen für eine Allergie, sondern für psychische und physische Überforderung.

Daß und warum sie überfordert, gestreßt oder traurig sind, wissen allerdings die wenigsten. Zusammengefaßt könnte man sagen: Wir kennen uns selbst zuwenig, und wir versuchen auch häufig erst gar nicht, unseren Körper zu verstehen. Dabei wäre es durchaus sinnvoll, sich einmal zu fragen, woher die trockene Stelle oder das lästige Jucken kommen könnten: Gab es möglicherweise einen schlimmen Streit, sind dabei abfällige Bemerkungen gefallen? Oder mußten negative Empfindungen wie Wut und Ärger heruntergeschluckt werden? Denn: Verdrängte Gefühle führen sehr häufig zu Hautauffälligkeiten oder können bestehende verschlimmern.

Haut und Nerven: ein altes Paar

Haut und Nervensystem sind entwicklungsgeschichtlich miteinander verwandt – zwischen diesen beiden Organen besteht daher seit jeher eine besonders enge Wechselbeziehung. Diese Erkenntnis kann man für die Diagnose nutzen, aber auch für eine Therapie. Denn, und das ist die tröstliche Seite dieser Medaille: Nicht nur das Nervensystem kann Einfluß auf die Haut nehmen, sondern auch umgekehrt. Auf dieser Erkenntnis basiert beispielsweise die Reflexzonenmassage, aber auch Akupunktur, Akupressur und andere Entspannungstechniken.

Balance-Akte:
Was müssen Sie bei sich ändern?

Hautprobleme wie Akne, Couperose, Schuppenflechte, Neurodermitis, Cellulite und frühe Fältchen sind Anzeichen eines gestörten inneren
Gleichgewichts. Über die Faktoren, die diese
Balance beeinflussen können, haben Sie nun
einen Überblick. Jetzt sollten Sie Ihre Lebens-
gewohnheiten und -umstände Punkt für Punkt
durchgehen – vielleicht entdecken Sie anhand
der folgenden Fragen konkrete Ansatzmög-
lichkeiten für sich:

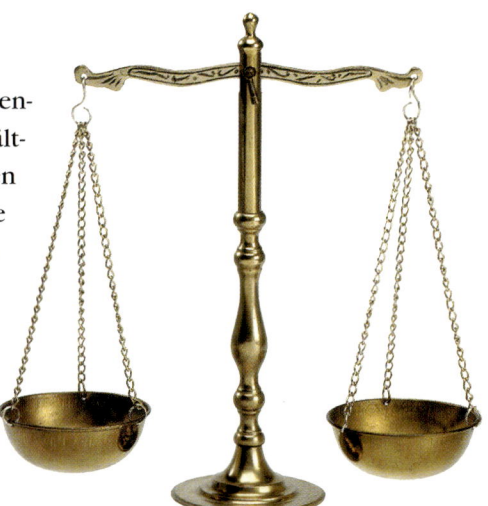

Wer alle »kleinen Sünden« addiert,
merkt vielleicht, daß sie doch
ganz schön ins Gewicht fallen…

- Rauchen Sie?
- Trinken Sie täglich Alkohol?
- Greifen Sie schnell zu Medikamenten, wenn
  Sie Beschwerden haben, auch dann, wenn es
  vermutlich ohne sie ginge?
- Essen Sie öfter »Junkfood« anstelle vollwertiger
  Ernährung?
- Schlafen Sie vielleicht zuwenig?
- Trinken Sie mehr Säfte als Mineralwasser?
- Naschen Sie häufig?
- Nehmen Sie Ihr Essen zu unregelmäßigen Zeiten ein?
- Essen Sie zuviel fettreiche Nahrung?
- Nehmen Sie über die Nahrung zuviel tierisches Eiweiß auf?
- Essen Sie oft noch spät am Abend?
- Kauen Sie beim Essen langsam oder schlingen Sie alles schnell herunter?
- Machen Sie sich häufig unnötig Sorgen?
- Arbeiten Sie zuviel und ohne Pausen?

Je nach Lebenssituation finden sich womöglich noch andere Gründe für ein
gestörtes Gleichgewicht. Wichtig ist vor allem, daß Sie daran wirklich etwas
ändern wollen. Denn sich konsequent von langjährigen Gewohnheiten zu verab-
schieden, schafft man nur, wenn man hundertprozentig von der Notwendigkeit
einer Veränderung überzeugt ist. Tun Sie jedoch etwas ohne Einsicht und Begei-
sterung, wird die Umstellung zur Qual und bleibt ohne langfristigen Erfolg – was
man Ihrer Haut schnell ansieht.

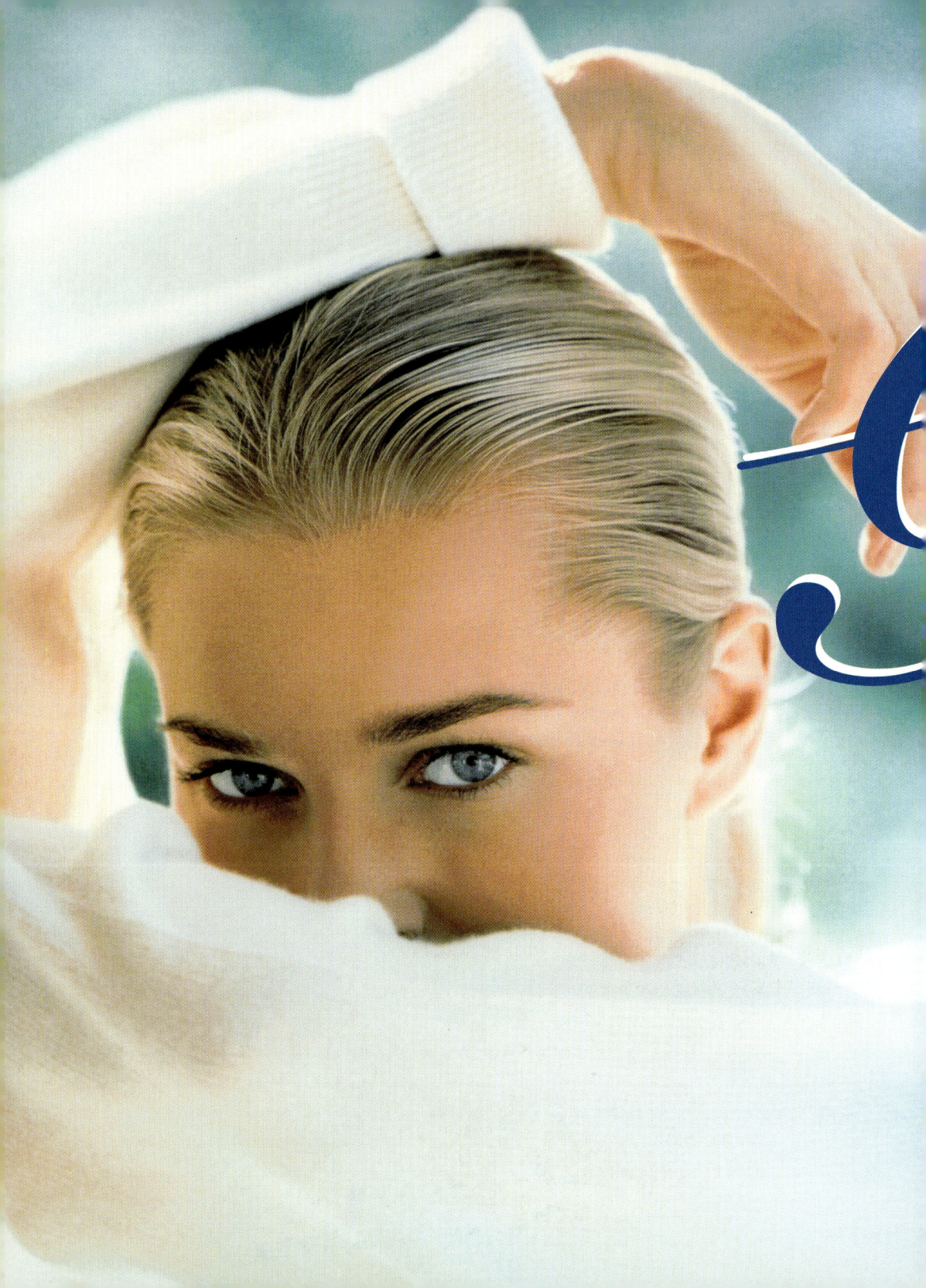

GANZ NATÜRLICH –
GRUNDHERUM GEPFLEGT

Meist ist nicht zuwenig, sondern die falsche Pflege schuld: Zu scharfe oder ungeeignete Produkte haben Gesicht und Hände gereizt und ausgetrocknet, zuviel Reinigung ihre Struktur geschwächt. Zu gesunder, glatter Haut verhelfen Ihnen jetzt nicht neue teure Tuben und Töpfe, sondern heilende, natürliche Substanzen, milde Pflegepraktiken und sanfte Massagen.

Tägliche Pflege *Die wichtigsten Elemente, die häufigsten Fehler*

Masken & Öle *Schönheit auf die Schnelle*

Hand & Fuß *Pflege, Gymnastik, Übungen*

Trouble-Shooting *Erste Hilfe bei kleinen Hautproblemen*

Sonnenschutz *So werden Sie gesund und schön braun*

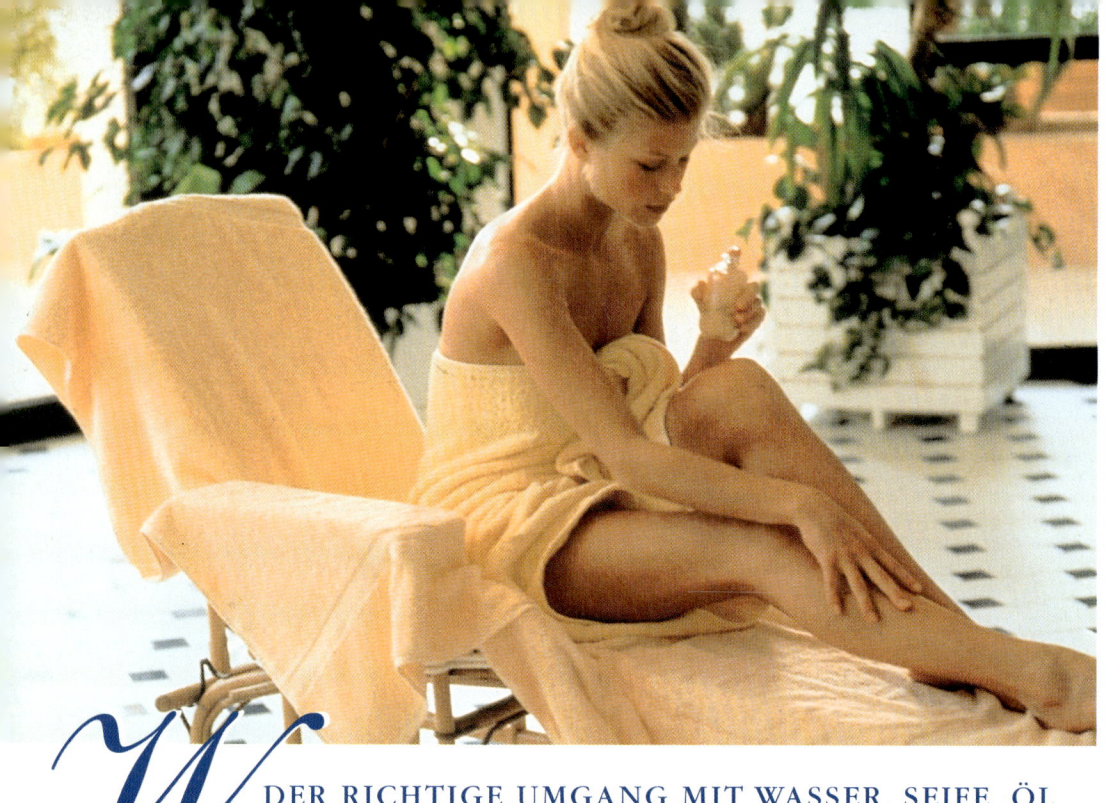

WIE HAUTPFLEGE SCHÜTZEN, NUTZEN – UND SCHADEN KANN

Die tägliche Schönheitspflege ist ganz und gar keine oberflächliche Angelegenheit: Mit ihr kommen wir unserer Haut sehr nahe – und damit auch unserer Gesundheit.

Die vielfältigen Schutzfunktionen der Haut – sei es der Schutz vor Schmutz, Umwelteinflüssen und Krankheitserregern oder der Eigenschutz durch ihren Säuremantel, ihre Bakterienflora und ihre sich ständig erneuernde Hornschicht – sollten durch Hautpflege unterstützt, nicht gestört werden.

Schönheit – nicht nur von außen

Das Ziel sollte eine normale, gesunde Haut sein. Und deshalb gilt bei guter Kosmetik dasselbe wie bei verantwortungsvoll praktizierter Medizin: Nicht nur an äußeren Erscheinungen herumdoktern, sondern regulativ pflegen.

Know-how:
Die Basics Ihrer täglichen Hautpflege

Reinigung – und Versorgung mit Feuchtigkeit und nährenden Substanzen: Das sind, auf den Punkt gebracht, die Aufgaben, die eine perfekte Hautpflege erfüllen sollte – nicht mehr und nicht weniger. Allerdings stehen heute für diese Funktionen unzählige Produkte unterschiedlicher Zusammensetzung zur Verfügung. Dazu kommt, daß es für jeden Hauttyp andere gibt. Deshalb sollten Sie sich zunächst einen Überblick über die verschiedenen Pflegemethoden und -produkte verschaffen, um sich dann ein individuelles, effektives Hautpflege-Programm zusammenstellen zu können, das Ihre täglichen Bedürfnisse perfekt erfüllt.

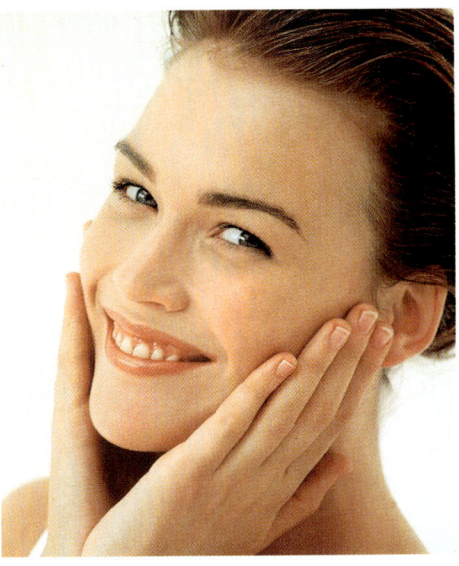

Ob normal, trocken oder fett: Für jeden Hauttyp gibt es ein individuelles Pflegeprogramm.

Reinigung – der erste Schritt

Grundvoraussetzung für eine wirksame Hautpflege ist die regelmäßige, sorgfältige Reinigung der Haut. Mit ihr entfernen Sie Make-up, Schmutzstoffe aller Art, überschüssigen Talg und abgestorbene Hautschüppchen – und bereiten die Haut darauf vor, Inhaltsstoffe pflegender Cremes optimal aufzunehmen. Zweimal täglich reinigen, morgens und abends – das gilt für alle. Womit Sie das tun, hängt davon ab, ob Sie normale, empfindliche, trockene oder fette Haut haben. Für alle Hauttypen gilt: Reinigungsmittel dürfen nicht zu stark entfetten, aber auch keinen öligen Film hinterlassen. Sie sollten Nährstoffe wie Proteine, Vitamine, Mineralien oder Aminosäuren enthalten, damit die Haut bei der Reinigung nicht ausgelaugt wird.

Die Kraft des Wassers

Der meiste Schmutz, den wir heute auf unserer Haut herumtragen, läßt sich bereits mit Wasser entfernen. Auch ohne Zusätze kann es den Hauttalg lösen und abschwemmen. Heißes Wasser wirkt dabei intensiver als kühles – je empfindlicher die Haut, desto niedriger sollte also die Temperatur sein. Abgekochtes Wasser ist frei von gelösten Salzen (Elektrolyten) und damit reizärmer – empfehlenswert für besonders sensible Haut.

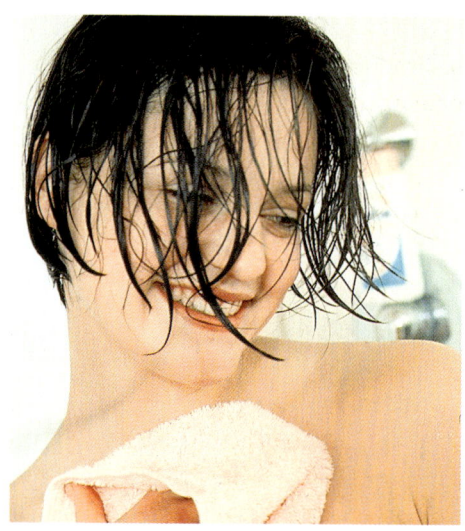

*Wenn schon Seife, dann milde –
damit Duschen für die Haut nicht zur
unnötigen Belastung wird.*

Seife? Aber bitte seifenfrei!

Welche Reinigungsmittel empfehlen sich, wenn Wasser nicht ausreicht? Möglichst milde – und zwar für alle Hauttypen. Parfümiert oder unparfümiert, rückfettend oder nicht – herkömmliche Seifen sind stark alkalisch und damit auf jeden Fall zu »scharf«. Trockene Haut trocknet noch mehr aus, fettige reagiert mit vermehrter Talgproduktion. Wer normale Haut hat, kann seifenfreie Waschstücke ausprobieren – sie sind im pH-Wert auf die Hautoberfläche abgestimmt.

Der pH-Wert

Der hauteigene Schutzmantel zur Abwehr von Bakterien und Viren besteht aus einem Talg- und Schweißdrüsensekret – einer chemisch leicht sauren Lösung. Der Meßwert dafür ist der pH-Wert. Dieser Begriff zeigt eine saure, neutrale oder alkalische Lösung an, wobei »p« für potentia (Kraft) und »H« für Hydrogenium (Wasserstoff) steht.

pH 7 – 14 = alkalisch
pH 7   = neutral
pH 0 – 7   = sauer

Je nach Hautstelle liegt der pH-Wert der Haut in einem schwach sauren Bereich bei 0 – 7, idealerweise bei 5,5. Starke Laugen können die Schutzschicht nachhaltig schädigen; normale, leicht alkalische Seifen neutralisieren den Säuremantel kurzfristig und beeinträchtigen damit seine Schutzfunktion.

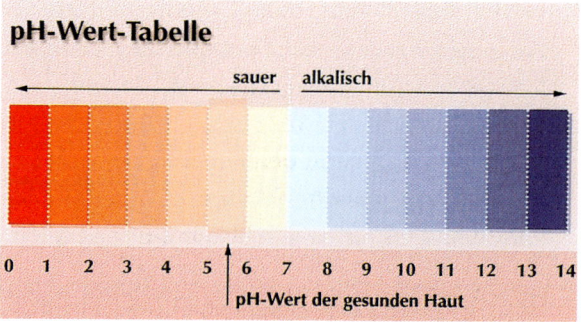

pH-Wert-Tabelle

sauer   alkalisch

0 1 2 3 4 5 6 7 8 9 10 11 12 13 14

pH-Wert der gesunden Haut

*Die »saure« Lösung ist am besten: Ideal ist ein
pH-Wert um 5,5.*

Deshalb gilt: Verzichten Sie auf herkömmliche Seifen. Besser geeignet zur Reinigung sind sogenannte medizinische „Seifen" (bei trockener Haut mit rückfettender Wirkung), deren pH-Wert auf den hauteigenen Säuremantel abgestimmt sind.

Reinigungsmilch: mehr Feuchtigkeit beim Waschen

Ob Reinigungsmilch, -emulsion oder -lotion: Diese Produkte (bei denen nur der Wassergehalt differiert) enthalten feuchtigkeitsspendende Inhaltsstoffe plus reinigende Zusätze, sie trocknen die Haut beim Waschen also nicht so aus. Besonders für trockene, empfindliche Haut ist diese sanfte Reinigung ideal. Tragen Sie die Milch in sanften, kreisenden Bewegungen auf, sparen Sie dabei immer die empfindliche Partie um die Augen aus! Mit viel lauwarmem Wasser abspülen, dann das Gesicht mit einem Handtuch trockentupfen, nicht -rubbeln!

Manchmal zu scharf: Gesichtswasser

Die letzten Schmutzreste werden aus den Poren entfernt, die Haut erfrischt und geklärt: Das ist der Effekt, den Gesichtswasser bei fettiger Haut erzielt; trockene dagegen wird damit nur zusätzlich ausgetrocknet (besser geeignet: die noch milderen Lotionen). Vermeiden Sie selbst bei stark fettiger Haut alkoholhaltige Gesichtswasser, da sich die ohnehin schon verstopften Poren dann nur noch weiter zusammenziehen und die Haut sich angegriffen fühlt und mit vermehrter Talgproduktion reagiert. Gesichtswasser sollte immer auch pflegend sein! Tupfen Sie die Flüssigkeit mit einem kleinen Wattebausch aufs Gesicht; sparen Sie auch hier die Augenpartie aus.

Nicht nur das Gesicht

verliert schnell Feuchtigkeit – auch die Haut des Körpers sollte bei der Reinigung nicht unnötig strapaziert werden. Ersetzen Sie das Vollbad durch die Dusche und überlegen Sie, ob Sie wirklich ein- oder zweimal am Tag eine Von-Kopf-bis-Fuß-Reinigung nötig haben. Verzichten Sie, wann immer möglich, auf Badezusätze oder Seifen – sie zerstören den Feuchtigkeits- und Fettfilm der Haut (s. a. S. 45). Tragen Sie nach dem Duschen/Baden eine Feuchtigkeitscreme oder -lotion auf – diese wirkt übrigens am besten, wenn die Haut noch etwas feucht ist!

Geht runter wie Öl: Sesam-Reinigungsmassage

Kalt gepreßtes Sesamöl auf ca. 100 °C erhitzen. Lassen Sie einen Wassertropfen auf die Oberfläche spritzen: zerplatzt er, ist die richtige Temperatur erreicht. Vor dem Auftragen auf die Haut abkühlen lassen. Anschließend das erwärmte Sesamöl auftragen (einschließlich Ohren und Füße) und sanft mit den Händen einmassieren. Dauer der reinigenden Ganzkörpermassage: 20 Minuten. Das Öl bindet den Schmutz, außerdem wird die Haut weich und geschmeidig. Anschließend duschen.

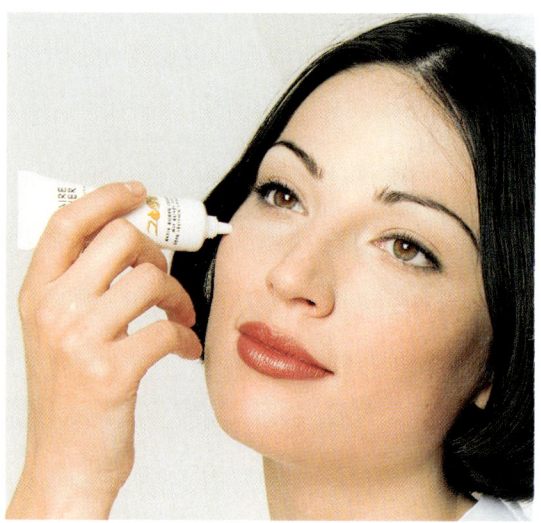

Spezielle Augencremes versorgen die empfindliche Partie mit Feuchtigkeit. Immer von außen nach innen auftragen!

Augengymnastik zur Entspannung

❶ Augen schließen.
❷ Fingerspitzen an die Augenwinkel legen und die Haut leicht zurück- ziehen, also in Richtung der Ohren.
❸ Unter der dabei entstehenden Spannung ca. zehnmal kräftig mit den Augen blinzeln, Fingerspitzen loslassen, entspannen.

Wiederholen Sie die Übung dreimal. Durch diese Übung wird die Produktion von Tränenflüssigkeit angeregt, das Auge ist nicht mehr so trocken und erholt sich schnell. Rötungen, die durch das Aus- trocknen entstanden sind, verschwinden.

Die empfindlichste Region: Milde Pflege für den Augenbereich

Die goldene Regel der Reinigung gilt auch hier: Alles, was wasserlöslich ist, sollte auch nur mit Wasser entfernt werden. Bei starkem Augen-Make-up oder wasserfe- ster Mascara benötigen Sie natürlich ein mildes Reinigungsöl. Anschließend immer mit viel Wasser abspülen!

Zur Pflege für diesen sensiblen Bereich gibt es eine reiche Auswahl an Cremes und Gels. Für Menschen mit besonders empfindlicher Hautpartie rund ums Auge emp- fiehlt sich eher ein Gel. Auch Kontaktlinsenträger kommen damit meist besser zurecht als mit anderen Produkten. Bei müden, trockenen Augen (gerötete Augen sind heute häufig die Folge von Arbeit am Bildschirm) hilft eine tägliche Augengymna- stik. Bei Veranlagung zu Tränensäcken kön- nen milde Pflegeprodukte mit Frauenman- tel oder Schachtelhalm helfen. Sie wirken straffend und entschlackend. Alternativ da- zu kann man Wechselduschen oder Lymph- massagen ausprobieren, um das angesam- melte Gewebewasser abfließen zu lassen.

TIP

Nach einem langen Arbeitstag erholt sich die Augenpartie mit kühlen Assam-Tee-Kompressen (Zubereitung s. S. 29) erstaunlich schnell. Ihre Augen werden strahlend, der Blick wieder klar.

Vorsicht, scharf!
Die Fehler bei der Reinigung

Seit jeher ist die Reinigung der Haut eine der elementaren kosmetischen Vorgehensweisen. Leider wird heute, in einer Zeit, in der die Panik vor Körpergeruch ebenso groß ist wie die vor Mikroben, oft zuviel des Guten getan. Häufiges Waschen oder Duschen nur mit Wasser wäre dabei gar nicht so problematisch – doch jedesmal werden Seife, Duschgels oder Waschlotionen eingesetzt, Produkte, die synthetische Wirkstoffe enthalten. Syndets, wie sie in der Fachsprache genannt werden, sind aggressiv entfettende Stoffe. Sie zerstören den schützenden Hydrolipidfilm (Fettmantel) und vernichten die natürliche Bakterienflora der Haut.

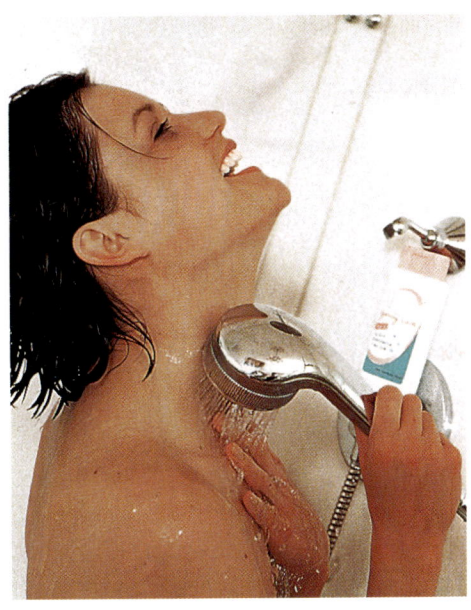

Duschen entspannt den Körper, belastet aber oft die Haut.

Eine regulative Hautpflege setzt dagegen auf hautmilde, d.h. milchsaure und überfettete Emulsionen, die die körpereigenen Reinigungssysteme imitieren. Sie enthalten weder Paraffine noch Kohlenwasserstoffe oder waschaktive Substanzen.

Übrigens sieht ein ganzheitliches Schönheitsprogramm selbst bei gestörter und unreiner Haut nicht den Gebrauch von Syndets vor – auch wenn sie in konservativen Kosmetikserien heute noch eingesetzt und entsprechend vermarktet werden.

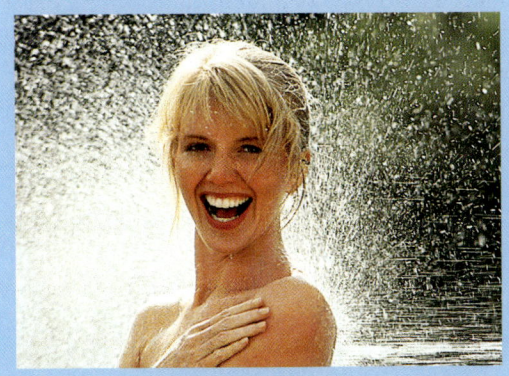

An meine Haut kommt nur Wasser...

...und das reicht! Da der meiste Schmutz wasserlöslich ist, sollten Sie Syndets wirklich nur bei hartnäckigem Schmutz verwenden.

Sanfte Reinigungskosmetik zum Selbermachen

Buttermilch-Reinigungsemulsion
für jeden Hauttyp

Zutaten:
100 ml Buttermilch, 1 EL frischgepreßter Zitronensaft, 1 EL Honig

Zubereitung:
Alles in eine Flasche geben und kräftig durchschütteln.

Anwendung:
Die Flüssigkeit mit einem Wattebausch auf Gesicht, Hals und Dekolleté auftragen. Nach einigen Minuten mit lauwarmem Wasser abwaschen.

Honig-Gesichtswasser
für jeden Hauttyp

Zutaten:
1 EL Honig, 15 ml Zitronensaft, 100 ml destilliertes Wasser

Zubereitung:
Lösen Sie den Honig im leicht erwärmten Wasser auf. Geben Sie die Flüssigkeit nach dem Abkühlen mit dem Zitronensaft in eine Flasche. Gut durchschütteln.

Anwendung:
Einige Tropfen auf einen Wattebausch geben und das gereinigte Gesicht damit abtupfen, Augenpartie aussparen. Entfernt letzte Schmutzreste.

Beinwell-Gesichtswasser
für unreine Haut

Zutaten:
1 EL Honig, 10 ml Kamillenextrakt, 10 ml Allantoin (Beinwell),
200 ml destilliertes Wasser

Zubereitung:
Lösen Sie den Honig im leicht erwärmten Wasser auf. Geben Sie die Flüssigkeit nach dem Abkühlen mit den anderen Zutaten in eine Flasche. Gut durchschütteln.

Anwendung:
Auf einen Wattebausch geben und damit das Gesicht sanft abtupfen, dabei die Augenpartie aussparen.

Orangenblüten-Gesichtswasser
für trockene Haut

Zutaten:
50 ml Orangenblütenwasser, 20 ml Glyzerin, 50 ml destilliertes Wasser

Zubereitung:
Füllen Sie alles in eine Flasche und schütteln Sie diese kräftig durch.

Anwendung:
Etwas Orangenblütenwasser auf einen Wattebausch oder ein Wattepad geben. Unter Aussparen der Augenpartie das Gesicht damit abtupfen.

Eincremen: der zweite Schritt

Erst wenn das Gesicht gründlich gereinigt wurde, können Sie der Haut Fett und Feuchtigkeit zuführen – das geschieht mit der Tagescreme oder -lotion. Eine Lotion ist übrigens ganz einfach eine Creme, die einen größeren Anteil Wasser enthält; sie läßt sich leichter verteilen und zieht schneller ein. Wer besonders trockene oder schuppige Haut hat, kann sie mit einer dickeren Creme meist besser pflegen. Generell sollten alle Tagescremes keine Duftstoffe enthalten und auch frei von Substanzen sein, die die Haut reizen könnten – z.B. Lanolin, das bei einigen Menschen Allergien hervorruft.

Kennen Sie den Öl-in-Wasser-Typ?

Feuchtigkeitscremes unterscheiden sich nicht nur durch die Stoffe und Fette/Öle, die in ihnen enthalten sind, sondern auch durch das Mengenverhältnis von Fett bzw. Öl und Wasser. Feuchtigkeitsemulsionen auf Wasserbasis enthalten mehr Wasser als Öl, bei denen auf Ölbasis ist es umgekehrt. Man unterscheidet zwei Emulsionstypen: die Öl-in-Wasser-Emulsion (Ö/W) und die Wasser-in-Öl-Emulsion (W/Ö).

Welche Creme für welche Haut?

Nicht nur der Ölgehalt ist entscheidend für die Wahl Ihres Produktes: Auch bestimmte Vitamine und andere Wirkstoffe können Ihrer Haut speziell helfen. Bei trockener Haut sind fetthaltige Produkte auf W/Ö-Basis besonders geeignet. Die in ihnen enthaltene Feuchtigkeit kann unter dem dünnen Ölfilm in die Hornhaut eindringen und verhindert zugleich den Verlust von zuviel Feuchtigkeit aus der Haut. Inhaltsstoffe wie Calendula wirken beruhigend und entzündungshemmend. Avocadoöl, Bienenwachs und Distelöl schützen vor Austrocknung. Stimulierend: Weizenkeim.

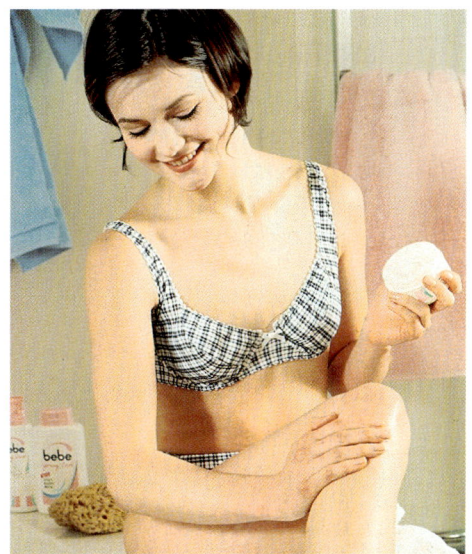

Feuchtigkeitsspendende Cremes nach der Reinigung – für eine glatte, geschmeidige Haut.

Ö/W oder W/Ö?

Den kleinen Unterschied finden Sie selbst ganz leicht heraus, wenn Sie einen Klecks Creme auf eine glatte Fläche wie etwa das Waschbecken auftragen und dann etwas Wasser dazugeben: W/Ö-Emulsionen lassen sich leicht mit Wasser verdünnen und abspülen, Ö/W-Emulsionen nicht.

Fettige Haut braucht, auch wenn es paradox erscheint, reichlich Feuchtigkeitszufuhr. Denn gesteigerte Fettabsonderung bedeutet immer auch gesteigerten Feuchtigkeitsverlust. Gelangt von außen Fett auf die Haut, ist das für sie ein Signal, die Talgproduktion einzustellen. Cremes auf Ö/W-Basis sind daher besonders geeignet. Wirkstoffe wie Vitamin E und A schützen die Hautzellen vor Freien Radikalen und beugen so Verschleißerscheinungen bei feuchtigkeitsarmer, großporiger Haut vor. Außerdem reguliert Vitamin A die Produktion der Talgdrüsen.

Schuppige und rauhe Haut braucht milde, sanfte Pflege vom Typ Wasser in Öl. Besonders wirksam: Allantoin. Es fördert die Zellregeneration, reinigt Wunden und macht die angegriffene Haut wieder geschmeidig. Vitamin A wirkt der Trockenheit der Haut entgegen, reguliert die Schweiß- und Talgproduktion und pflegt vor allem sonnengeschädigte Haut.

Fertige Kosmetika: Was Sie vor dem Kauf beachten sollten

Von No-name-Produkten bis zu den sündhaft teuren Pflegelinien der Modedesigner: Das Angebot auf dem Markt wächst täglich. Bei dieser Vielzahl und Bandbreite des Marktangebots werden ein paar Grundregeln, mit denen Sie sich vor Fehlkäufen und Schäden schützen können, immer wichtiger:

Kosmetika sollten keine Stoffe enthalten, die im Verdacht stehen, krankheitserregend oder krankheitsfördernd zu sein. Unter diese Rubrik fällt beispielsweise Formaldehyd, das früher sowohl in der dekorativen wie in der pflegenden Kosmetik eingesetzt wurde.

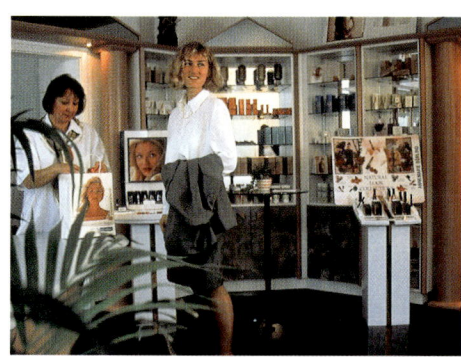

Vor dem Kauf von Kosmetika empfiehlt sich ein kritischer Blick auf die Inhaltsstoffe des jeweiligen Produktes.

Vermeiden Sie Kosmetika, deren Basis aus Mineralöl-Destillationsprodukten, also aus Paraffin, besteht. Bei diesen Erzeugnissen bildet die Creme-Grundlage einen geschlossenen Film auf der Haut, der ihr suggeriert: »Ich bin versorgt, ich muß nichts mehr selbst tun«. Sie stellt die Eigenproduktion von Fett und Feuchtigkeit ein und wird dadurch auf Dauer müde und schlapp. Zudem wirkt der Paraffinfilm wie ein Fliegenfänger, auf dem Bakterien und Staub hängenbleiben.

Eine nicht unerhebliche Gefahr geht von Produkten aus, die eine Umkehr des Hautalterungsprozesses versprechen. Diese Kosmetika sollen ihre Wirkung entfalten, indem sie die Hornschicht auf chemische Weise auflösen, dadurch einen Schälungseffekt erreichen und die Gewebeneubildung anregen. So wird allerdings auch die Haut des Schutzes beraubt, den sie sich selbst aufgebaut hat. Solche Produkte enthalten in aller Regel Phenole (Karbolsäuren), Salicylsäure, Vitamin A-Säure (nicht zu verwechseln mit Vitamin A) oder die sogenannten AHA-Säuren. Gerade mit den in Mode gekommenen AHA-Säuren, die oft sympathische, biologisch klingende Namen wie Weinsäure, Milchsäure oder Fruchtsäure tragen, läßt sich der versprochene Regenerationseffekt nur erzielen, wenn sie in sehr hohen Konzentrationen eingesetzt werden. Dann aber wirken sie auch hautätzend und sollten deshalb nur vom Arzt eingesetzt werden.

Das Plus: Kräuterkompressen

Reinigung, Regeneration, Erfrischung: Mit regelmäßigen Pflege-Extras können Sie die Funktionen Ihrer Haut unterstützen, kleinen Irritationen entgegenwirken – und selbst für einige Minuten entspannen. Kompressen aus Kräutern sind zwar nicht für die tägliche, aber doch für die regelmäßige, beispielsweise wöchentliche Anwendung gedacht. Sie lassen sich aus fast allen Heilpflanzen herstellen. Welche Kräuter sich für Ihren Hauttyp besonders eignen, sehen Sie anhand der folgenden Liste. Das Grundrezept für die Zubereitung der Kompressen:

Grundrezept für Kräuterkompressen

Zutaten:
2 EL getrocknete Kräuter oder Blüten, 1/2 Liter Wasser

Zubereitung und Anwendung:
Übergießen Sie die Pflanzenteile mit kochendem Wasser. 15 Minuten ziehen lassen, abseihen und gut ausdrücken. Tränken Sie ein Baumwoll- oder Leinentuch mit dem warmen Aufguß und legen Sie sie auf das vorher gründlich gereinigte Gesicht. 5 bis 15 Minuten einwirken lassen, danach ca. 3 Minuten lang ein in klares Wasser getauchtes, ausgedrücktes Tuch auflegen. Anschließend behutsam trockentupfen und eincremen.

Kräuter und Heilpflanzen für trockene, sensible Haut:
Kamillenblüten, Lavendelblüten, Lindenblüten, Ringelblumen, Rosenblüten

Kräuter und Heilpflanzen für unreine, fettige Haut:
Arnika, Gänseblümchen, Johanniskraut, Kamille, Lindenblüten, Ringelblume, Salbei, Schafgarbe, Thymian, Zinnkraut

---

Der Überblick: Was hilft wie?

Neben Fetten und Vitaminen spielen auch andere natürliche Stoffe eine wichtige Rolle in der Hautpflege. Scheinbar unzählige Heilpflanzen, Kräuter und Naturprodukte werden inzwischen in Cremes und Masken, Lotionen und Gesichtswasser eingearbeitet – doch neben der Auflistung wohlklingender Namen kommen die Eigenschaften der Zutaten oft zu kurz. Wer weiß, wie welche Stoffe wirken, ist in der Auswahl seiner Pflegeprodukte sicherer – und entdeckt möglicherweise seine »Traum-Zutaten«.

Die wichtigsten Pflanzenwirkstoffe

Wirkstoff	Wirkung	enthalten in
Algenextrakt	heilt und klärt	Akne- und Pickelcremes
Aloe vera	feuchtigkeitsspendend und -bindend, abschwellend, beruhigend, regenerierend	Gesichtswasser, Lotionen, Feuchtigkeitscremes
Augentrostkraut	heilend für Augen und Augenpartie; reizlindernd, straffend und adstringierend	Augencremes, Kompressen
Bierhefe	hilft durch die in ihr enthaltenen B-Vitamine bei Akne und unreiner Haut	entsprechenden Pflegeprodukten und als Pulver im Reformhaus erhältlich
Bisabolol	aus dem Öl der Kamille: beruhigt, wirkt regenerierend und entzündungshemmend	Gesichts- und Handcremes, Lippenbalsam-Stiften
Calendula (Ringelblume)	beruhigend und reizlindernd; glättet trockene, schuppige, rauhe Haut	Cremes, Badeölen und Sonnenschutzmitteln
Gurke	spendet der Haut Feuchtigkeit, erfrischt und klärt	Gesichtswasser, Cremes und Masken
Hafer	glättet und pflegt die Haut	Masken, Peelings
Hamamelis	festigt das Gewebe und zieht es zusammen; reizlindernd	Cremes, Gesichtswasser, Rasierwassern

Die wichtigsten Pflanzenwirkstoffe

Wirkstoff	Wirkung	enthalten in
Honig	macht die Haut glatt und geschmeidig	Haarpflegeprodukten, Masken
Kakaobutter	glättet die Haut	Cremes, Körperlotionen
Kamille	klärt und beruhigt unreine, schuppige Haut	Gesichtsreinigungs-produkten, Cremes, Kompressen
Karotte	klärt unreine Haut	Kinderpflegemitteln, Gesichtscremes, Masken
Lavendelblüten	entspannend	Badezusätzen
Lindenblüten	mild astringierend (zieht dasGewebe zusammen), beruhigend, schützend, entzündungshemmend	Cremes für trockene Haut, Haarpflegeprodukten, Deodorants
Maiskeimöl	hautglättend	Cremes und Masken
Rose	pflegt die Haut und parfümiert sie zart; durchblutungsfördernd, erfrischend, tonisierend	Cremes, Gesichtswasser
Rosmarinöl	durchblutungsfördernd	Cremes für fettige Haut, Badezusätzen, Massageölen
Salbei	desodorierend, entzündungs-hemmend, antiseptisch, adstringierend	Cremes und Masken für fettige, unreine Haut, Deodorants, Fußbäder, Badezusätzen
Sesamöl	glättet die Haut	Cremes, Masken
Teebaumöl	entzündungshemmend und desinfizierend	Gesichtswasser, Cremes, Lotionen
Weizenkeimöl	glättet trockene, schuppige, gestreßte Haut; regt Neubildung von Zellen an	entsprechenden Cremes und Masken

ZUWENIG FEUCHTIGKEIT: EIN VERLUST, DEN FAST JEDER ZU BEKLAGEN HAT

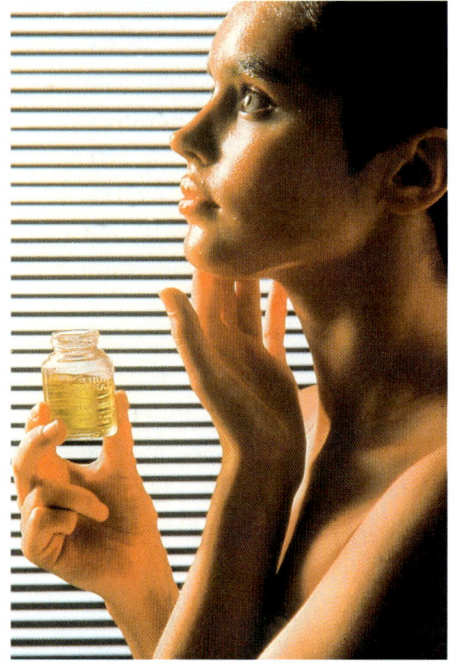

Durst auf Feuchtigkeit: Fast jede Frau klagt heute über zu trockene Haut.

Nicht Wärme oder Kälte setzen der Haut am stärksten zu, sondern Trockenheit. Unsere Tage verbringen wir im Winter in gut geheizten, im Sommer in klimatisierten Räumen, das bedeutet: meistens in sehr trockener Luft. Die Folge: Fast jeder leidet inzwischen unter zu trockener Haut. Flüssige Wirkstoff-Konzentrate (Ampullen) und spezielle Masken helfen, diesen Zustand zu lindern. Noch besser wäre es natürlich, die Haut erst gar nicht austrocknen zu lassen. Mit täglicher Pflege können Sie ihren Feuchtigkeitshaushalt unterstützen.

Wie ein Seidentuch fürs Gesicht

Vor dem Austrocknen ist Ihre Haut besonders gut geschützt, wenn Sie über Ihre Tagescreme oder auch über Ihr Make-up ein Puder aus 100 Prozent reiner Seide auftragen (Wichtig: ohne Talkum- oder Stärke-Beimischung, da diese Substanzen der Haut Feuchtigkeit entziehen). Reine Seide ist Fibroin, also ein hautidentischer Stoff, der wärmeregulierend wirkt und optimalen Schutz vor dem Austrocknen bietet. Zudem verleiht Seidenpuder der Haut einen attraktiven sanft-seidigen Schimmer.

TIP

Wenn Sie Luftbefeuchter wegen Bakteriengefahr meiden wollen, versuchen Sie es doch einmal mit feuchten Handtüchern: Über den Heizkörper gelegt, sorgen sie auf ganz natürliche Weise für mehr Feuchtigkeit in geheizten Räumen.

Der beste Start ins Pflege-Programm

Trainieren Sie Ihre Haut mit Wechselbädern (mehrere Durchgänge, dabei kalt beginnen und enden). Tragen Sie ein regenerierendes Wirkstoff-Konzentrat aus einer Ampulle auf und darüber eine reichhaltige, durchblutungsanregende Creme. Gesichtsgymnastik, viel frische Luft, ausreichend Schlaf und eine positive Einstellung bringen die Hautfunktionen wieder in Schwung.

Wirkstoff-Konzentrate in Ampullen

Für gezielte Feuchtigkeitszufuhr und nahezu jede andere Anwendung werden kosmetische Wirkstoffe auch hoch konzentriert in flüssiger Form angeboten. Sie werden besonders gut von der Haut aufgenommen. Der Vorteil: Eine kurmäßige Anwendung ist nicht nur bei der Kosmetikerin oder auf der Beauty-Farm, sondern auch zu Hause möglich. Der angestrebte Effekt stellt sich verhältnismäßig rasch ein. Einige Beispiele von Wirkstoffen, die in Ampullenkonzentraten Verwendung finden: Vitamin E gegen zellschädigende Freie Radikale; Bisabolol aus der Kamille wirkt beruhigend bei Hautirritationen; Aloe vera spendet Feuchtigkeit; Jojoba-Öl verbessert die Spannkraft, bindet Feuchtigkeit und macht die Haut seidenweich.

Regenerationspflege: Wann hat sie Erfolg?

Wie jede andere Pflege richtet sich die Regeneration, die Heilung und Auffrischung der Haut nach ihrem momentanen Zustand, der Ursache ihrer Schädigung oder Beeinträchtigung. War die Haut zum Beispiel zuviel oder zu langer Sonnen- oder Solarienbestrahlung ausgesetzt, hat sie eine Hornschwiele gebildet. Sie ist dick, ledrig und schlecht durchblutet. Hier müssen Sie auf Sonne und Solarium verzichten, sonst nützt die aufwendigste Regenerationsbehandlung nichts. Grundsätzlich helfen Sie Ihrer Haut, sich zu regenerieren, wenn Sie die Finger weglassen von allem, was die Haut reizt und dadurch den natürlichen Säureschutzmantel angreift: Seifen oder Waschcremes, die Emulgatoren, Konservierungsstoffe oder Alkohol enthalten. Belasten Sie Ihre Haut so wenig wie möglich und gehen Sie behutsam mit ihr um. Unterstützen Sie sie auch durch eine ausreichende Vitamin- und Mineralstoff-Zufuhr (vgl. hierzu auch »Die richtige Ernährung – Schönheit von innen« S. 71ff).

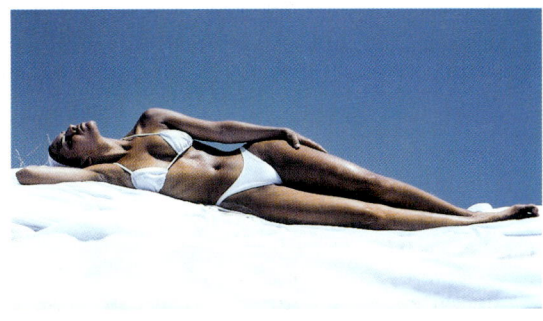

Starke Sonnen- und Solariumbestrahlung greift unsere Haut an.

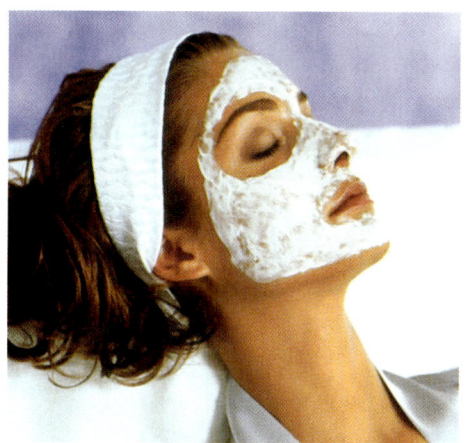

Weil Masken schnell Wirkung zeigen, sind sie als Vorbereitung für einen großen Abend ideal.

Masken: Die schnellen Schönmacher

Anders als Cremes, die ihre Wirkstoffe über einen Zeitraum von ca. 8 Stunden abgeben, haben Masken die Eigenschaft, der Haut innerhalb einer kurzen Zeit Wirk- und Nährstoffe zuzuführen. Je nach ihrer Zusammensetzung wirken Masken stimulierend, durchblutungsfördernd, straffend, tiefenreinigend oder heilend: Heilerde klärt und reinigt das Gesicht; Weizenkeime, Aloe vera und Panthenol führen der Haut verstärkt Feuchtigkeit zu; Carotin schützt vor äußeren Einflüssen; Teebaum-Öl desinfiziert und hemmt Entzündungen; Rosmarin belebt und fördert die Durchblutung. (Näheres zu den Wirkstoffen siehe auch Tabelle »Die wichtigsten Pflanzenwirkstoffe« auf S. 50 f.) Im Idealfall stellen sie eine sinnvolle Ergänzung zu einer sorgsam abgestimmten Hautpflege in Kombination mit einer schönheits- und gesundheitsbewußten Ernährung dar. Entsprechend rasch stellt sich der kurzfristige optische Effekt ein.

Creme-Masken

Sie sind Feuchtigkeitscremes sehr ähnlich und eignen sich besonders bei trockener und normaler Haut. Sie werden nicht fest, können daher auch mal als Nachtpflege eingesetzt werden. Der entsprechende Wirkstoff wird in ca. 20 Minuten von der Haut aufgenommen, die Creme bleibt als Schutzfilm auf der Haut. Das Kopfkissen können Sie vorsichtshalber mit einem weichen Handtuch abdecken. Reste der Creme nehmen Sie bei der Morgentoilette wieder ab.

Mineralstoffmasken

sind festwerdende Masken. Sie müssen sie erst anrühren – so ähnlich wie Gips. Und ähnlich wie Gips binden sie auch ab und setzen dabei eine Menge Wärmeenergie frei – das bedeutet: Unter einer solchen

Schonende Maske bei Couperose

Es empfiehlt sich, bei erweiterten Äderchen auf Mineralstoff-Masken zu verzichten – die Hitzeentwicklung könnte Couperose fördern. Statt dessen Modelage-Gaze auflegen, die mit gefäßstärkendem Assam-Tee (s. a. S. 29) angefeuchtet wurde. Der Tee sollte dabei lediglich Zimmertemperatur haben.

Maske kann es ganz schön heiß werden. Die Hitze öffnet die Poren und begünstigt das Eindringen der darin enthaltenen Wirkstoffe in tiefere Hautschichten. Allerdings belastet das gleichzeitig die Gefäße. Und das ist bei empfindlicher Haut und besonders bei Couperose nicht ganz unproblematisch!

Schaum-Masken

Sie enthalten in der Regel viele Feuchtigkeitsspender wie Aloe vera oder Kollagen. Sie ziehen blitzschnell ohne Fettfilm ein (Einwirkzeit: zwei bis drei Minuten) und lassen den Teint gut durchblutet, frisch und rosig aussehen.

Peeling

In der Kosmetik wird es häufig eingesetzt, und zwar mit unterschiedlichen Methoden und Produkten. Gemeinsam ist allen Peelings, daß damit lose, abge-

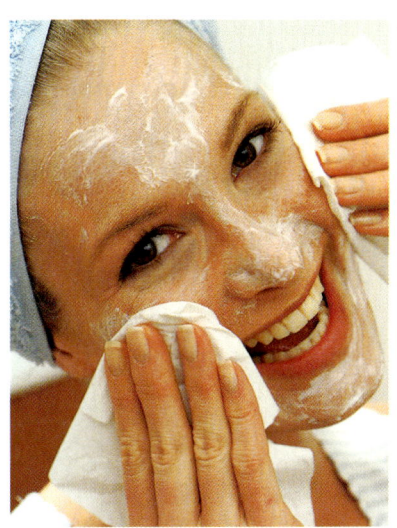

Weil Masken schnell Wirkung zeigen, sind sie als Vorbereitung für einen großen Abend ideal.

storbene Hornhautschüppchen entfernt und ein glatteres Hautbild erreicht werden soll. Meist geschieht dies durch Abschleifen der Haut, indem einer Creme Schleifkörper beigemischt werden. Weil diese Schleifkörper aber zwischen bereits abgestorbenen und noch nicht abgestorbenen Zellen nicht unterscheiden, besteht die Gefahr, daß dabei aktive Zellen verletzt werden können. Bei häufigem Peeling ist die Haut außerdem nicht mehr in der Lage, rechtzeitig genügend neue Zellen nachzubilden. Folge: Die Haut wird zwar wie gewünscht, aber – und das war so nicht beabsichtigt – auch recht dünn. Sie kann die Feuchtigkeit nicht mehr speichern und auch das darunter liegende Gewebe nicht mehr ausreichend vor Feuchtigkeitsverlust schützen. Sie reagiert mit Trockenheit und Knitterfältchen; die feinen Blutgefäße bekommen Temperaturschwankungen stärker zu spüren.

Der sanfte Weg

Verzichten Sie möglichst auf Peelings. Nehmen Sie statt dessen ein gutes Pflanzenöl. Massieren Sie z.B. Jojoba-Öl sanft ein und legen Sie eine feuchtwarme Kompresse darüber, die während der Einwirkzeit von 15 Minuten einige Male erneuert wird. Die Haut ist danach seidenweich und mit Vitaminen und Mineralien versorgt. Einen tiefenreinigenden Effekt erreichen Sie, wenn Sie Sesam-Öl verwenden. Darüber hinaus hat es die Eigenschaft, Giftstoffe, die über die Haut ausgeschieden werden, zu binden.

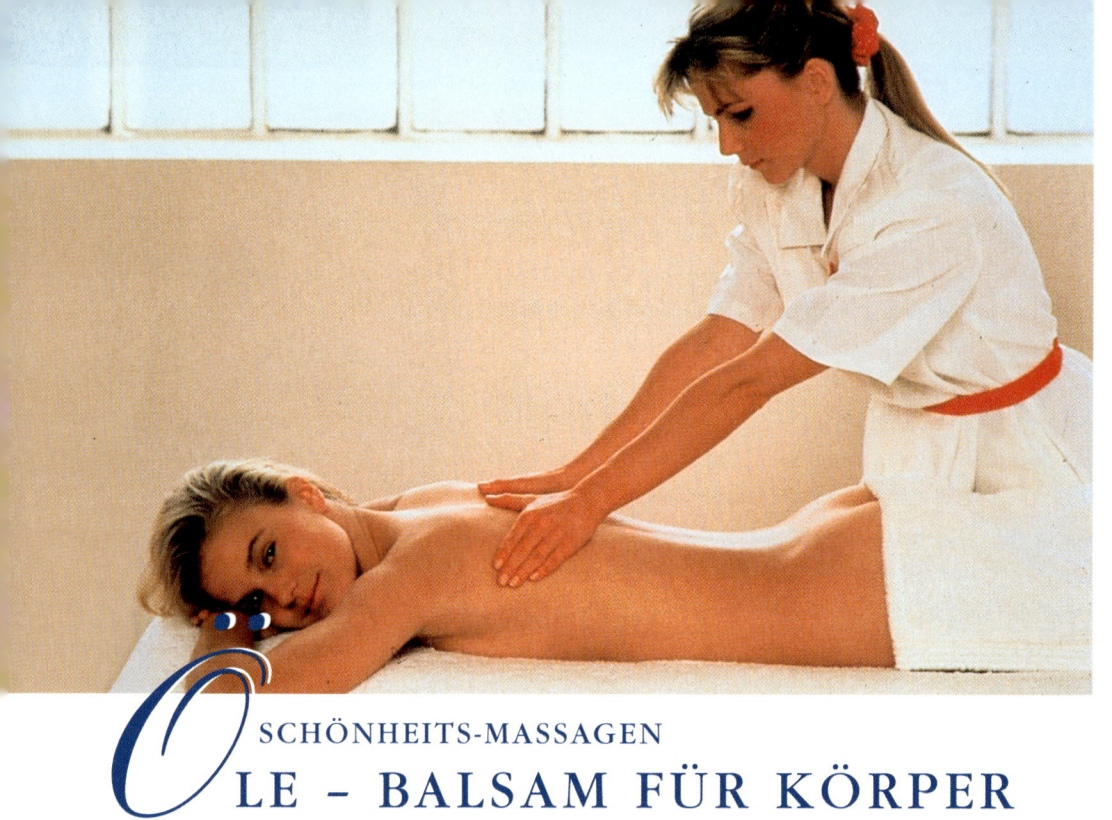

ÖLE – BALSAM FÜR KÖRPER UND SEELE

Schon zu Kleopatras Zeiten wurden pflanzliche Öle zur Körperpflege eingesetzt. In ihrer pflegenden Wirkung sind sie allen anderen Substanzen überlegen. Die vedische Medizin, über Jahrtausende durch mündliche Überlieferung von Generation zu Generation weitergegeben und als »Ayurveda« inzwischen auch hierzulande etabliert, basiert auf Öl.

Ayurveda

Ayurveda, das aus Indien stammende »Wissen von den natürlichen Lebensweisen«, ist ein ganzheitliches Medizinsystem. Ziel ist dabei nicht die Behandlung einer bestimmten Krankheit, sondern das seelische Gleichgewicht beim Menschen, seine Einheit mit der Natur wiederherzustellen. Eine zentrale Rolle spielen dabei die Ernährung sowie bestimmte Heilpflanzen.

Vielseitige Wirkung

Ihre Grundlagen sind eine spezielle, durch zwei Therapeuten synchron ausgeführte Sesamöl-Massage als Anwendung von außen – und eine auf den Typ des Patienten zugeschnittene spezielle Kost sowie Gaben von geklärtem, warmem Butterfett als Anwendung von innen. Diese Kombination soll den Körper wirkungsvoll entgiften und die Voraussetzung für die Gesundung schaffen.

Inzwischen haben die ayurvedischen Synchron-Massagen auch Eingang in die Kosmetik gefunden: Durch ihre unterschiedliche Eindringtiefe einerseits und die verwendeten Wirkstoffe andererseits ist ihre Anwendung und Wirkungsweise außerordentlich vielseitig. Da durchgehend auch mit ätherischen Substanzen gearbeitet wird, beeinflussen ayurvedische Massagen auch die Psyche und das Wohlbefinden: Die Duftstoffe werden über die Schleimhäute aufgenommen.

Von Avocado bis Weizenkeim: Die verschiedenen Öle und ihre Wirkung

Öl kann auf die Haut aufgetragen und einmassiert oder auch einem Bad beigemischt werden. Dazu sollte es mit einer Dispersions-Armatur ganz fein verteilt werden. Ein ähnlicher Effekt wird mit einem voll aufgedrehten Handbrausestrahl erzielt.

Aloe vera-Gel als Mischung mit Jojoba-Öl

Das Gel enthält sehr viele für die Haut wichtige Stoffe wie Vitamine, Enzyme, Proteine und Mineralien. Sie aktivieren die Funktionen der Haut, wirken durchblutungsfördernd und regen die Feuchtigkeitszirkulation an. **Mit Jojoba-Öl gemischt eignet es sich besonders gut für strapazierte und gestreßte Haut.**

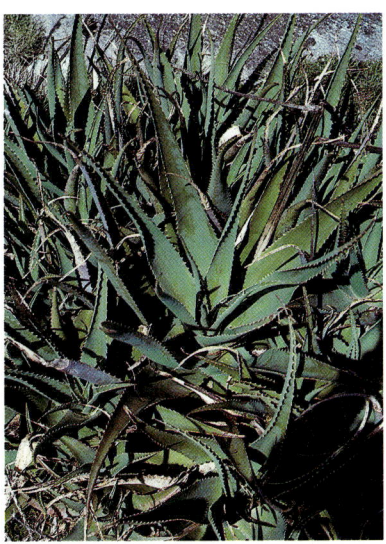

Avocado-Öl

wird aus dem Fruchtfleisch der Avocado gewonnen. Es ist reich an den Vitaminen A, B, D und E. Es versorgt die mittleren Hautschichten, wirkt hautglättend und hydratisierend (wasserbindend). Allerdings dringt es nur mäßig tief in die Hornschicht ein.
Besonders gut für trockene und spröde Haut.

Johanniskraut-Öl

wird viel gepriesen, ist aber extrem gefährlich. Bei Sonneneinstrahlung führt es zu irreversiblen braunen Hautverfärbungen. **Johanniskraut-Öl darf nur zu Heilzwecken und unter Aufsicht verwendet werden!**

Die Blätter der Wüstenpflanze Aloe vera enthalten das Gel, das die Haut nicht nur pflegen, sondern sogar heilen kann.

Jojoba-Öl

wird aus der Nuß des Jojobabusches (wächst in den Wüsten Mexikos und der südlichen USA) kalt gepreßt. Eigentlich ist es kein Öl, sondern ein Wachs. Es enthält die wichtigsten Vitamine und Mineralien für die Haut. Aufgrund seines besonderen chemischen Aufbaus kann es nicht oxidieren und ist daher nahezu unbegrenzt haltbar. Es dringt schnell tief ein, wirkt feuchtigkeitsbindend und pflegt intensiv. Der Effekt: eine seidenweiche Haut.

Besonders gut für entzündete, trockene und empfindliche Haut.

> ## TIP
>
> Öl vorm Baden oder Duschen in die Haut einmassieren. So erhöhen Sie seine Wirkung. Die Badewassertemperatur sollte 35 °C nicht übersteigen. Oder: Öl-Beimischung ins Bad mit voll aufgedrehtem Handbrausestrahl, um das Öl fein zu verteilen.

Lein-Öl

wird aus dem Samen des Flachses kaltgepreßt. Es gilt als sehr verträglich und wirkt desinfizierend, entzündungshemmend und hautberuhigend, dringt allerdings nur mäßig ein.

Besonders gut bei gestreßter und trockener Haut.

Mandel-Öl

ist das klassische Basisöl für Massagen. Schon die alten Römer verwendeten es zur Schönheitspflege. Es nährt und pflegt die Haut und ist für jeden Hauttyp gut verträglich. Dank seines guten Eindringvermögens versorgt es die mittleren bis tiefen Hautschichten.

Besonders gut für empfindliche, spröde und trockene Haut.

> ## Massage mit Öl-Mix
>
> Reiben Sie den trockenen Körper mit einem Rohseidenhandschuh ab (den gibt es dort, wo ayurvedische Produkte erhältlich sind). Massieren Sie anschließend eine Mischung aus 1/3 Rizinus-Öl, 1/3 Mandel-Öl und 1/3 Sesam-Öl in die Haut ein und legen Sie sich für maximal 15 Minuten in die Badewanne (Wassertemperatur: 35 °C). Trocknen Sie sich danach nicht ab, sondern wickeln Sie sich in ein Badetuch ein und bleiben Sie eine halbe Stunde lang warm zugedeckt liegen.

Nachtkerzen-Öl

wird aus dem Samen der Nachtkerze kaltgepreßt. Es enthält viel Gamma-Linolsäure, die dem Aufbau körpereigener Stoffwechselregulatoren dient. Es dringt tief in die Haut ein.

Besonders gut für entzündete, trockene und fette Haut sowie als Heilöl bei Schuppenflechte (Psoriasis), Akne, Dermatitis.

Rizinus-Öl

wird aus dem Samen der Rizinus-Bohne gewonnen. Es ist sehr hautverträglich und für
alle Hauttypen geeignet. Es dringt sehr schnell
und von allen Ölen am tiefsten in die Haut
ein. Das ideale Basis-Öl zum Mischen mit anderen Ölen.
**Besonders gut für trockene und gestreßte
Haut.**

Sesam-Öl

wird aus Sesamsamen kaltgepreßt. Es bewahrt
die Haut vor Feuchtigkeitsverlust und hat eine
leichte Lichtschutzwirkung. Es dringt gut ein
und versorgt so auch die mittleren bis tiefen
Hautschichten.
**Besonders gut für trockene und strapa-
zierte Haut. Auch als Haar-Packung geeignet!**

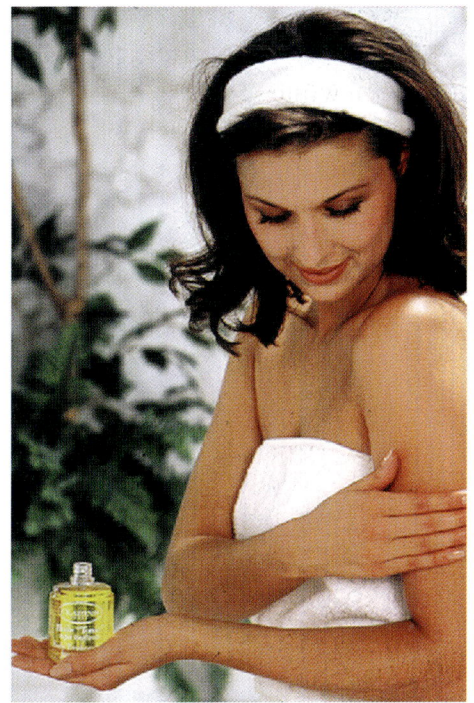

*Kosmetik-Klassiker: Schon die alten Römer
verwendeten Öl zur Schönheitspflege.*

Sojabohnen-Öl

wird aus der Sojabohne kaltgepreßt. Es ist
reich an Linolsäure und Vitamin E. Effekt: Die Haut wird glatt, elastisch und speichert mehr Feuchtigkeit.
Besonders gut für trockene Haut.

Traubenkern-Öl

wird aus Traubenkernen kaltgepreßt. Weil es sehr dünnflüssig ist, dringt es gut ein.
Es ist reich an ungesättigten Fettsäuren, Linolsäure und sehr hautfreundlich.
Besonders gut für fettende und empfindliche Haut.

Weizenkeim-Öl

wird aus den Keimen des Weizens kaltgepreßt. Es ist reich an Vitaminen (Provitamin A und D, Vitamin E, Lecithin) und Linolsäure. Wirkung: regenerierend, aufbauend
und durchblutungsfördernd. Allerdings dringt es nur mäßig in die Hornschicht ein.
Besonders gut für trockene und strapazierte Haut.

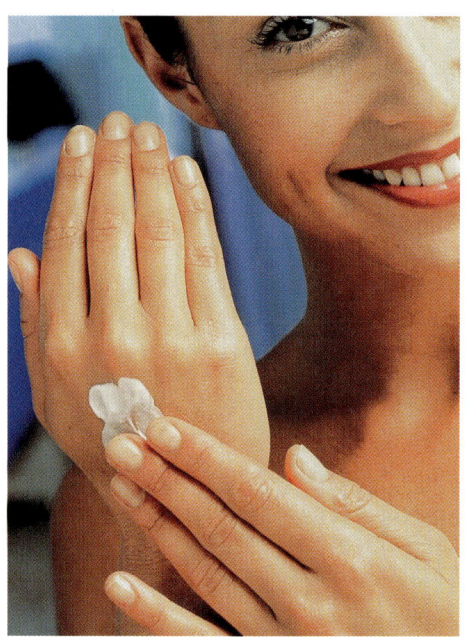

Bei trockener, gespannter Haut sollten Sie Ihre Hände nach jedem Wasserkontakt neu eincremen.

Tips für zarte, glatte Hände

An den Händen läßt sich das wahre Alter deutlich erkennen, oft besser als im Gesicht. Schließlich wird kaum ein anderer Körperteil – durch schwere Arbeit, scharfe Reinigungsmittel, Wasser und Kälte – so stark beansprucht. Trotzdem kommt die Pflege der Hände oft zu kurz, was sich durch spröde, faltige Haut, Schwielen oder »Waschfrauenhände« unschön bemerkbar macht.

Weil es im Bereich der Hände besonders wenig Unterhautfettgewebe gibt, ist die Haut dort ohne Pflege oft trocken und rund um die Nägel rissig. Tragen Sie bei der Verrichtung von Haushaltsarbeiten deshalb Gummihandschuhe, und cremen Sie Ihre Hände mehrmals am Tag nach dem Waschen ein. Handcremes mit

- Panthenol und Bisabolol beruhigen,
- Jojoba-Öl und Süßmandelöl glätten,
- Aloe vera spenden Feuchtigkeit,
- Vitamin E beugen Altersflecken vor.

Legen Sie Hand an Ihre Hände

Diese Packung verleiht Feuchtigkeit bei trockener, gespannter Haut und verschafft Erholung: Ein Konzentrat auf die Handrücken auftragen – wenige Tropfen genügen! –, darüber eine Ölmaske (erhältlich in Kosmetik-Fachgeschäften) aufstreichen und die Hände anschließend in feucht-warme Kompressen einwickeln. Wenn Sie das Ganze jetzt noch in Alufolie einpacken, kann die Wärme optimal erhalten bleiben und so die Feuchtigkeitsversorgung der Haut optimieren.

Die Packung 10 Minuten einwirken lassen, anschließend die Reste der Ölmaske wie nachfolgend beschrieben einmassieren: Umfassen Sie das Handgelenk der einen Hand so, daß der Daumen der massierenden Hand in der Handfläche der anderen liegt. Üben Sie leich-

---

Nagelprobe

Wenn Sie Ihre Nägel täglich mit etwas Rizinus-Öl massieren, bleiben Fingerspitzen und Nägel immer weich und geschmeidig.

Fingerzeig:
Übungen für Daumen & Co

Regelmäßige Fingergymnastik hilft, die Haut glatt
und geschmeidig zu halten.
Qi Gong-Kugeln haben sich hierfür als besonders
effektiv erwiesen. Sie können aber auch Tennisbälle
oder polierte Steine nehmen.

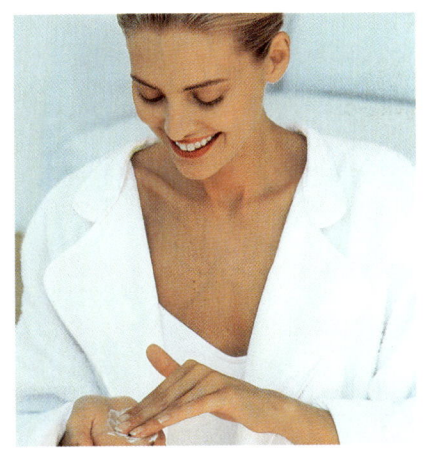

ten Druck aus und lösen Sie ihn wieder, verschieben Sie den gleichen Griff um ein paar Millimeter Richtung Fingerspitzen, üben Sie wieder Druck aus, lösen Sie ihn wieder und arbeiten Sie so immer weiter Richtung Fingerspitzen. Dann Hände wechseln.

Wenn von der Gesichtspflege noch etwas Creme übriggeblieben ist: Gönnen Sie sie ruhig Ihren Händen – auch sie können die Wirkstoffe brauchen.

Fußpflege:
Das hilft müden Füßen auf die Beine

Fußbäder mit einem Salbei- oder Zitronen-Badekonzentrat entspannen und erfrischen. Am besten regelmäßig, möglichst täglich! Bei Beschwerden, aber vor allem als vorbeugende Maßnahme effektiv: eine einfache Fußgymnastik mit zwei Tennisbällen, die Sie ohne zusätzlichen Zeitaufwand, zum Beispiel vor dem Fernseher, durchführen können.

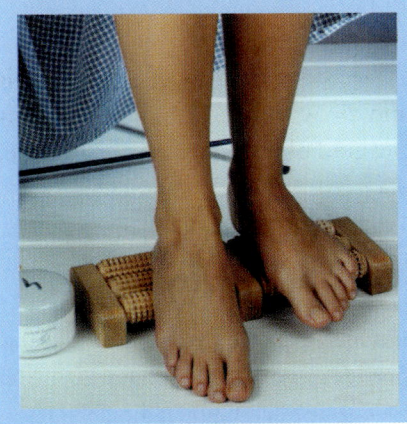

Gymnastik für die Füße

Setzen Sie sich entspannt hin. Stellen Sie Ihre Füße auf je einen Tennisball und rollen Sie darauf hin und her. Machen Sie zwischendurch mit den Zehen Greifübungen. Ebenfalls dafür geeignet: Qi Gong-Kugeln oder hölzerne, gedrechselte Fußgymnastik-Roller vom Fußpfleger oder aus einem Sanitätshaus. Danach gut eincremen. Wenn Sie starke Hornhaut einweichen oder Schrunden loswerden wollen, greifen Sie einfach zu einer hochwertigen Maske aus Ihrer Gesichtspflege-Serie. Gegen Fußschweiß hilft übrigens Seidenpuder.

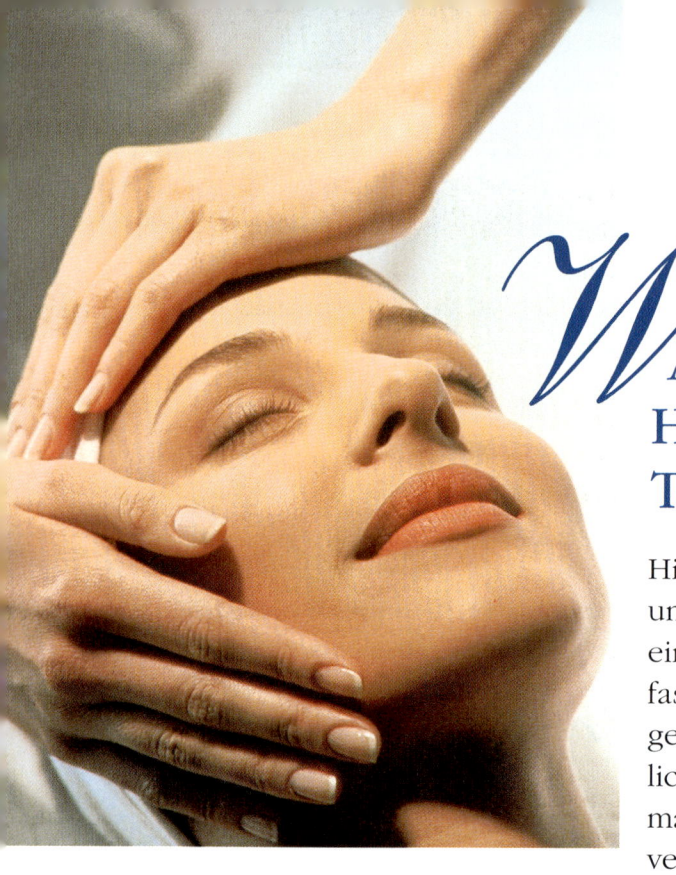

WAS SIE GEGEN HAUTPROBLEME TUN KÖNNEN

Hier geht es nicht um das Rundum-Bild Ihrer Haut, sondern um einzelne Auffälligkeiten, wie sie fast jeder kennt: Rötungen, Augenringe, Mitesser – ganz alltägliche Hautprobleme, die manchmal scheinbar ebenso plötzlich verschwinden wie sie aufgetaucht sind. Doch da jeder Fleck und jedes Jucken sichtbares Zeichen einer möglicherweise versteckten Störung ist, lohnt es sich, die Ursachen der einzelnen Beschwerden zu kennen – und anzugehen.

Pickel

Permanente Pickel wie etwa bei Akne sind meistens Ausdruck von Hormonschwankungen, Fehlernährung oder falscher Pflege. Um auf Dauer eine reinere Haut zu bekommen, müssen Sie bei diesen Ursachen ansetzen – verhüten Sie beispielsweise mit der Pille und sprechen Sie mit dem Arzt über die Zusammensetzung Ihres Präparats. Prüfen Sie Ihre Eßgewohnheiten und Ihre Hautpflege-Produkte ...

Für die Behandlung akuter Pickel ist ein Breitband-Therapeutikum nötig, das hautaufweichend, wundheilfördernd und reifebeschleunigend wirkt (bei eitrigen Entzündungen und Abszessen). Nur auf die betroffene Stelle auftragen, eine warme, feuchte Kompresse auflegen und mit Alufolie bedecken. Diese Packung etwa 10 Minuten einwirken lassen.

Gerötete Haut

Mögliche Ursachen: Sonne und Solarium, starke Temperatur-Schwankungen, entzündliche Prozesse, Bluthochdruck, Fehlernährung oder der Konsum von Alkohol, Kaffee oder Medikamenten. Erste Hilfe: ausruhen, sich hinlegen und kühle Kompressen auflegen. Wer – ohne Sonnenbrand – nach dem Sonnenbaden stark gerötete Haut hat, sollte sie von innen durch eine Kalzium-Zufuhr stärken. Empfohlene Dosis: 1000 mg täglich.

Wo sitzt der Pickel?

Pickel und Mitesser am Unterkiefer entstehen manchmal einfach dadurch, daß man das Gesicht häufig mit der Hand abstützt und dieser Haut- und Bakterienkontakt Entzündungen verursacht. Unreinheiten auf der Stirn können von Ponysträhnen kommen oder vom Haarspray: Kämmen Sie die Haare aus dem Gesicht; decken Sie die Stirn vor dem Sprühen mit einem Papiertuch ab.

Sonnenbrand

In schweren Fällen, wie etwa bei Verbrennungen, müssen Sie sofort den Arzt aufsuchen. Auch sonst kann das Trouble-Shooting nur am Anfang einer umfassenden, regenerierenden Pflege stehen – denn jeder Sonnenbrand bedeutet eine Verletzung der Haut. Vorübergehende Linderung bringt eine in Assam-Tee getauchte Watte-Kompresse (s. a. S. 29). Legen Sie sich ausgestreckt hin und lassen Sie die Kompresse ca. 10 Minuten lang wirken. Auch Einreiben mit Lavendelöl hilft sofort.

Fleckige Haut

Neben Veranlagung können Schwankungen im Hormon-Haushalt, häufig auch seelische Ursachen dafür verantwortlich sein. Wenn keine krankhafte Störung vorliegt, sollten Sie sich an die Kosmetikerin oder an einen Hautarzt wenden. Lassen Sie Ihre Pflegeprodukte überprüfen. Mit einer richtig zusammengestellten Pflege können Sie den Störungen entgegenwirken.

Gespannte Haut

Falsche, aggressive Pflege mit häufigen Peelings und unverträglichen Creme-Basen (z.B. Paraffine) kann dafür genauso verantwortlich sein wie psychische Probleme. Auch hier gilt: Wenn krankhafte Ursachen vorliegen, ist ärztliche oder psychotherapeutische Hilfe erforderlich. In anderen Fällen kann die Kosmetikerin helfen und die Haut normalisieren. Zu Hause können Sie die Pflege fortsetzen: Eine Mullbinde mit Assam-Tee tränken, einseitig mit einer stark fetthaltigen Pflegecreme bestreichen und die Binde mit der nicht bestrichenen Seite ca. 15 Minuten auflegen.

Augenöl gegen Falten

5 ml Avocado-Öl, 10 ml Mandel-Öl und 10 ml Soja-Öl in einer Schüssel gut miteinander verrühren. Anschließend in eine saubere, trockene Flasche füllen (6 Monate haltbar). Täglich 2 Tropfen Öl mit den Fingerspitzen sanft in die Hautpartien um die Augen einmassieren.

Augenschatten

Blaue oder gelbliche Ringe unter den Augen sind immer das Zeichen einer Schwächung des Körpers. Suchen Sie nach der Ursache!

Geschwollene Unterlider

Sie sind häufig ein Anzeichen von Erschöpfung, Herz- oder Nierenerkrankungen, häufigem Gebrauch von Medikamenten oder zu wenig bzw. zuviel Schlaf.

Geschwollene Oberlider

Auch sie signalisieren den Gebrauch von Medikamenten, Lymphstau (womöglich noch gefördert durch eine falsche Liegeposition während des Schlafs), Leber- und Nierenerkrankungen, ebenfalls zuviel oder zuwenig Schlaf.

Halsfalten

Der Hals neigt mit seiner extrem dünnen Haut zur Fältchenbildung. Dagegen hilft ein Ölwickel. Tragen Sie erwärmtes Weizenkeim-Öl großzügig mit einem Pinsel auf. Legen Sie Haushaltsfolie darüber und wickeln Sie ein Handtuch um Ihren Hals. Wärme und Öl ca. 20 Minuten einwirken lassen, danach das restliche Öl abwischen.

Stumpfes, glanzloses Haar und schuppige Kopfhaut

In beiden Fällen kann Mangel an Mineralstoffen und Vitaminen die Ursache sein, aber auch falsche (syndethaltige) oder fehlende Pflege.
Soforthilfe: Spülung mit Zitronenwasser (1 Liter Wasser, Saft einer Zitrone), anschließend eine Packung mit einer Mischung aus einer Phyto-Öl- und einer Feuchtigkeits-Maske (im Verhältnis 1:1) ca. 20 Minuten einwirken lassen, dann ausspülen. Die Prozedur an mehreren Tagen wiederholen.

Eingerissene Mundwinkel

Häufige Ursache: Mangel an Vitamin A und Eisen. Als Sofortmaßnahme empfiehlt sich eine Creme mit abheilender Wirkung. Auf Dauer hilft nur, dem Vitaminmangel entgegenzuwirken – möglichst mit frischem Obst und Gemüse, nicht mit nahrungsergänzenden Präparaten!

Längsrillen bei Nägeln

Sie deuten oft auf eine Unterfunktion der Nebenschilddrüse, schwache Durchblutung und/oder einen Mangel an Vitamin B_{12} hin. Üblicherweise wird dieser Makel mit aufmodellierten, künstlichen Nägeln überdeckt, doch dieser kosmetische Trick ist nicht ohne Risiko: Die dabei entstehende Hebelwirkung schädigt häufig das Nagelbett, oft kommt es auch zu Vereiterungen und sogar zum Verlust von Nägeln.

Hautschwielen an Händen und Füßen

Sie entstehen häufig durch harte Arbeit, langes Stehen, barfüßiges Laufen. Hirschtalg ist das beste Mittel dagegen, es beseitigt auch rissige Haut. Auf die betroffenen, zuvor gewaschenen Stellen auftragen und einige Minuten einwirken lassen.

Beauty-Sünden, die Hautprobleme verursachen können

Peelings	Streß pur für die Haut, besonders empfindliche Haut reagiert darauf mit Rötungen; Angriff auf Schutzmantel	Verzicht auf Peelings. Alternativ Sesamöl auftragen; es hat eine tiefenreinigende Wirkung und bindet Giftstoffe, die über die Haut ausgeschieden werden. Oder die abgestorbenen Hautschuppen durch eine milde Reinigungsmaske sanft entfernen
Auftragen von Creme auf ungereinigte Haut	Der Schmutz- und Fettfilm verhindert die Aufnahme der Wirkstoffe.	Vor dem Eincremen das Gesicht erst gründlich reinigen, damit die darin enthaltenen Wirkstoffe gut in die Haut eindringen können.
Mit Make-up ins Bett gehen	Schränkt die nachts ablaufende Hautregeneration stark ein. Die Folge: Pickel und Falten.	Auch wenn's lästig ist: Tägliches Abschminken vor dem Zubettgehen ist ein absolutes Muß. Augen und Gesicht gründlich reinigen.
Pickel mit den Fingern ausdrücken	Quetschen führt zu Entzündungen und Narben; außerdem Gefahr weiterer Verunreinigungen.	Kamillendampfbad, um die Poren zu öffen, anschließend mit einem sauberen Papiertuch den Pickel vorsichtig ausdrücken.
Fettreiche Ernährung	Fettreiche Lebensmittel wie Chips, Mayonnaise oder Pommes frites fördern die Bildung von Pickeln und Mitessern.	Um Haut und Figur zu schonen, statt dessen auf Obst und Gemüse zurückgreifen.

65

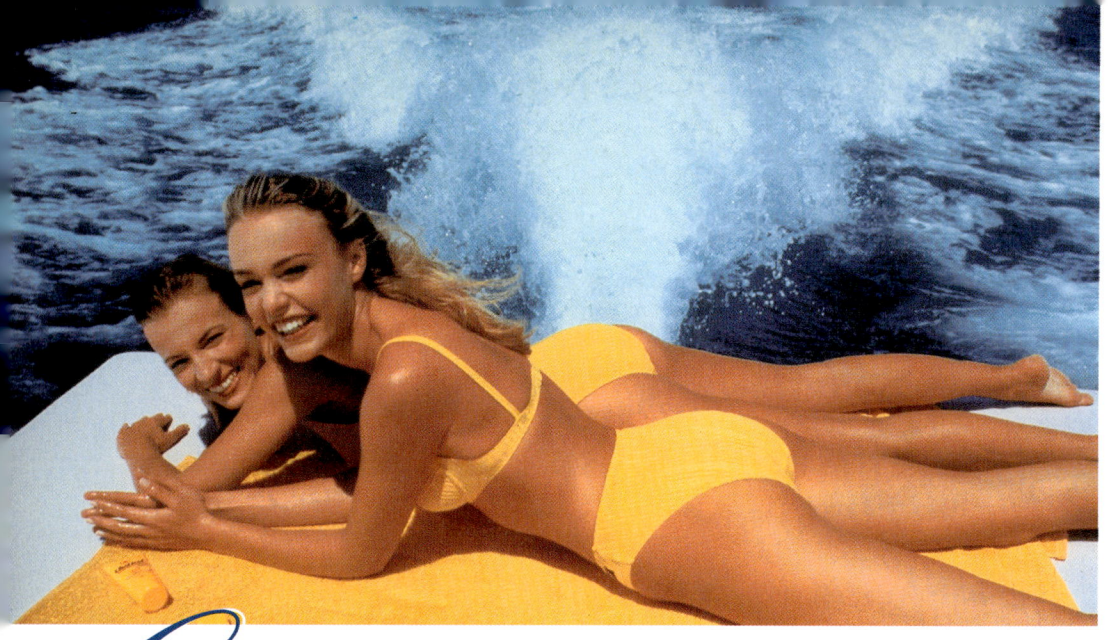

GESUND BRAUN WERDEN: SO PROFITIEREN SIE VON DER SONNE

Das natürliche Licht der Sonne ist für uns lebenswichtig. Jeder kennt die Hochstimmung, in die einen ein heller Tag versetzen kann; wissenschaftlich wird dieses Phänomen mit der durch Licht angeregten Produktion des Glückshormons Serotonin erklärt. Nicht nur psychische, auch physische Prozesse werden durch Sonnenlicht stark beeinflußt: UV-Licht fördert beispielsweise die körpereigene Bildung von Vitamin D, jenem Vitamin, das für den Kalzium-Stoffwechsel, also für Wachstum und Bestand unserer Knochen, Zähne, Haare und Fingernägel extrem wichtig ist.

Bräunen? Ja – aber in Maßen!

Weil innere Funktionen als auch äußeres Erscheinungsbild von dieser Energiequelle beeinflußt werden, ist maßvolles Sonnenbaden durchaus sinnvoll. Das Problem liegt in dem Begriff »maßvoll«: Dauer und Intensität der Sonnenbäder übertreffen trotz aller Warnungen oft immer noch das, was die Haut eigentlich vertragen kann. Sie wird den UV-Strahlen und der Sonnenwärme zu lange und ungeschützt ausgesetzt.

UVA, UVB – Vor welchen Strahlen müssen wir uns schützen?

UV-Strahlen verursachen chemische Reaktionen in der Haut und können zu Hautschäden führen. So werden Sonnenbrand und Hautkrebs vor allem durch die energiereiche UVB-Strahlung ausgelöst. Die bräunenden UVA-Strahlen schädigen das Bindegewebe und bewirken eine vorzeitige Hautalterung. Leider kann man nun einzelne Lichttypen nicht einfach ausschalten: Wer ins Freie geht, ist dem gesamten Spektrum ausgesetzt. Die Auswahl besteht nur im Solarium – aber auch da gilt: Es gibt keine ungefährlichen UV-Strahlen. Es ist gewissermaßen wie beim Arsen: Auf die Dosis kommt es an.

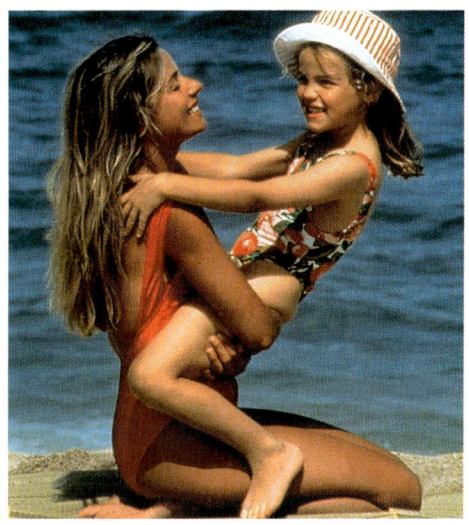

Spiele in der Sonne – nie ohne Hut und starkem Schutzfaktor. Denn empfindliche Kinderhaut ist besonders gefährdet.

Sonnenschutzmittel: Wie ist das mit dem Lichtschutzfaktor?

Die Filter und Blocker guter Sonnenschutzmittel schützen immer nur eine begrenzte Zeit. Wie lange, sagt Ihnen der angegebene Lichtschutzfaktor. Falls sich diese Zahl nach der DIN-Norm richtet, sagt sie etwas darüber aus, um welchen Zeitfaktor sich der Schutz eingecremter Haut im Vergleich zur ungeschützten Haut verlängert. Vorausgesetzt, Sie haben das Sonnenschutzmittel rechtzeitig vorher aufgetragen. Die Hersteller können auch Faktoren angeben, deren oft sehr hohe Ziffern einen vermeintlich höheren Schutz suggerieren, die sich aber lediglich an einer anderen Norm oder auch an gar keiner orientieren. Zwar schützt sich die Haut selbst durch Bräune (Pigmentierung) davor, daß die UV-Strahlen Verbrennungen anrichten. Aber auch eine gebräunte Haut kann nicht unbegrenzt Schaden fernhalten. Noch viel riskanter ist es, die Haut in ungebräuntem Zustand zu lange der Sonne auszusetzen. Das Risiko von Sonnenbrand oder Hautkrebs ist enorm!

- Kinder sind besonders empfindlich – je jünger, desto mehr. Sie sollten sich nie unbekleidet in der Sonne aufhalten. Unbedeckte Stellen mit Spezialprodukten eincremen. Babys immer in den Schatten legen. Sonnenbrand sollte unbedingt vermieden werden. Untersuchungen haben ergeben, daß Hautschädigungen und -krebs oft Spätfolgen von Verbrennungen in den ersten zwanzig Lebensjahren sind.

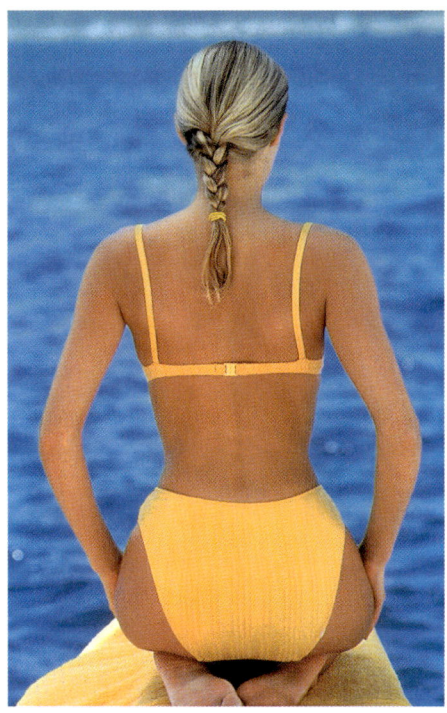

Bräunen ohne Schattenseiten:
Nur wer sich richtig schützt, kann die
Sonne genießen.

- Tragen Sie am Wasser und im Gebirge unbedingt eine Sonnenbrille. Die Augen können durch UV-Licht besonders leicht geschädigt werden. Mögliche schlimme Folge: Grauer Star.
- Nasse Haut läßt UV-Strahlen leichter durch. Zudem wirken die Wassertropfen wie Brenngläser. Tragen Sie vor dem Schwimmen wasserfesten Schutz auf und trocknen Sie sich danach sofort ab.
- Ein 10 Minuten langes Sonnenbad täglich reicht aus, um die körpereigenen Abwehrkräfte zu stärken.

Sonnenschutzprodukte – richtig eingesetzt

Gehen Sie nie ohne ein Sonnenschutzmittel, das Ihre Haut schützt und sie in ihren Funktionen unterstützt, in die Sonne. Tragen Sie das Produkt ca. eine halbe Stunde vor dem Sonnenbad auf. Bei Besenreisern und Couperose müssen die betroffenen Stellen besonders geschützt werden. Dafür gibt es Wirkstoffkonzentrate in

Tage in der Sonne: Wie Sie sie ohne Reue genießen können

- Lassen Sie es ganz sanft angehen. Halten Sie sich, besonders zu Anfang, nur kurz in der prallen Sonne auf. Sie werden auch im Schatten braun, allerdings langsamer (und gesünder): Dort erreichen Sie dann immerhin noch ca. 50 Prozent der UV-Strahlen.
- Meiden Sie die Mittagssonne zwischen 11 und 15 Uhr. In dieser Zeit sind die UV-Strahlen am aggressivsten.
- Wußten Sie, daß Glas UV-Strahlen nicht absorbiert? Deshalb sollten Sie auch beim Autofahren einen Sonnenschutz auftragen und die Augen mit der Sonnenbrille abschirmen. Lassen Sie im Sommer im Büro die Jalousie herunter.
- Bewegung in der Sonne fördert die Bräune, läßt die Haut aber auch leichter verbrennen. Tragen Sie einen besonders intensiven, wasserfesten Schutz auf, der auch noch dann wirkt, wenn Sie schwitzen.

Ampullen, die sich wegen ihrer gefäßverengenden und -stabilisierenden Wirkung und der darin enthaltenen Total-Sun-Blocker besonders eignen. Zusätzlich können Sie auf die betreffenden Stellen ein Make-up auftragen. Keine Angst, Sie werden trotzdem braun!

Benutzen Sie kein Parfüm, wenn Sie in die Sonne gehen. Denn durch die darin enthaltenen Duftstoffe kann es zu bleibenden Pigmentflecken kommen – ähnlich wie beim Johanniskraut-Öl.

Cremen Sie nie über Schweiß oder Wassertropfen, sondern trocknen Sie vor dem Nachcremen den Körper immer gut ab.

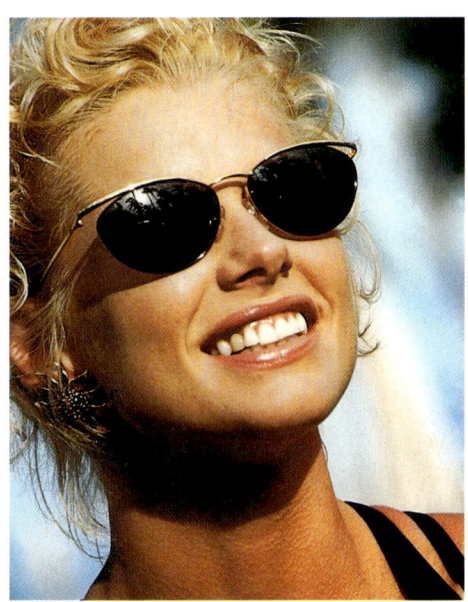

Bewahrt vor Augenschäden – und Blinzelfältchen: Sonnenbrille mit UV-Schutz.

Risiken und Allergien: Die Schattenseiten der Sonne

So wohltuend und wichtig es ist: Sonnenbaden überfordert die Haut auch sehr schnell. Wer über die Gefahren Bescheid weiß, kann verantwortungsvoll bräunen.

- Bestimmte Nahrungsmittel können die Haut lichtempfindlicher machen – zum Beispiel Sellerie, Süßstoff, Zitrusfrüchte oder Feigen.
- UV-Strahlen können Herpes auslösen.
- Jeder Sonnenbrand läßt die Haut um bis zu sechs Monate schneller altern.
- Zuviel Sonne kann Hautkrebs verursachen.
- Zuviel Sonne schwächt das Immunsystem.
- Vorsicht beim Gebrauch von Medikamenten! Sie können in einigen Fällen Lichtallergien auslösen.

Après: Die Pflege nach der Sonne

Weil Haut durchs Sonnenlicht austrocknet und sich möglicherweise schuppt, ist eine besonders aufmerksame Pflege danach obligatorisch: mit einer Feuchtigkeitscreme oder -lotion, einer Fettcreme oder einem Öl. Wählen Sie auch hier die Pflegeprodukte, die Ihrem Hautzustand entsprechen. Wenn Sie sich einen – noch erträglichen – Sonnenbrand geholt haben, sollten Sie zusätzlich eine Creme mit abheilender Wirkung auftragen.

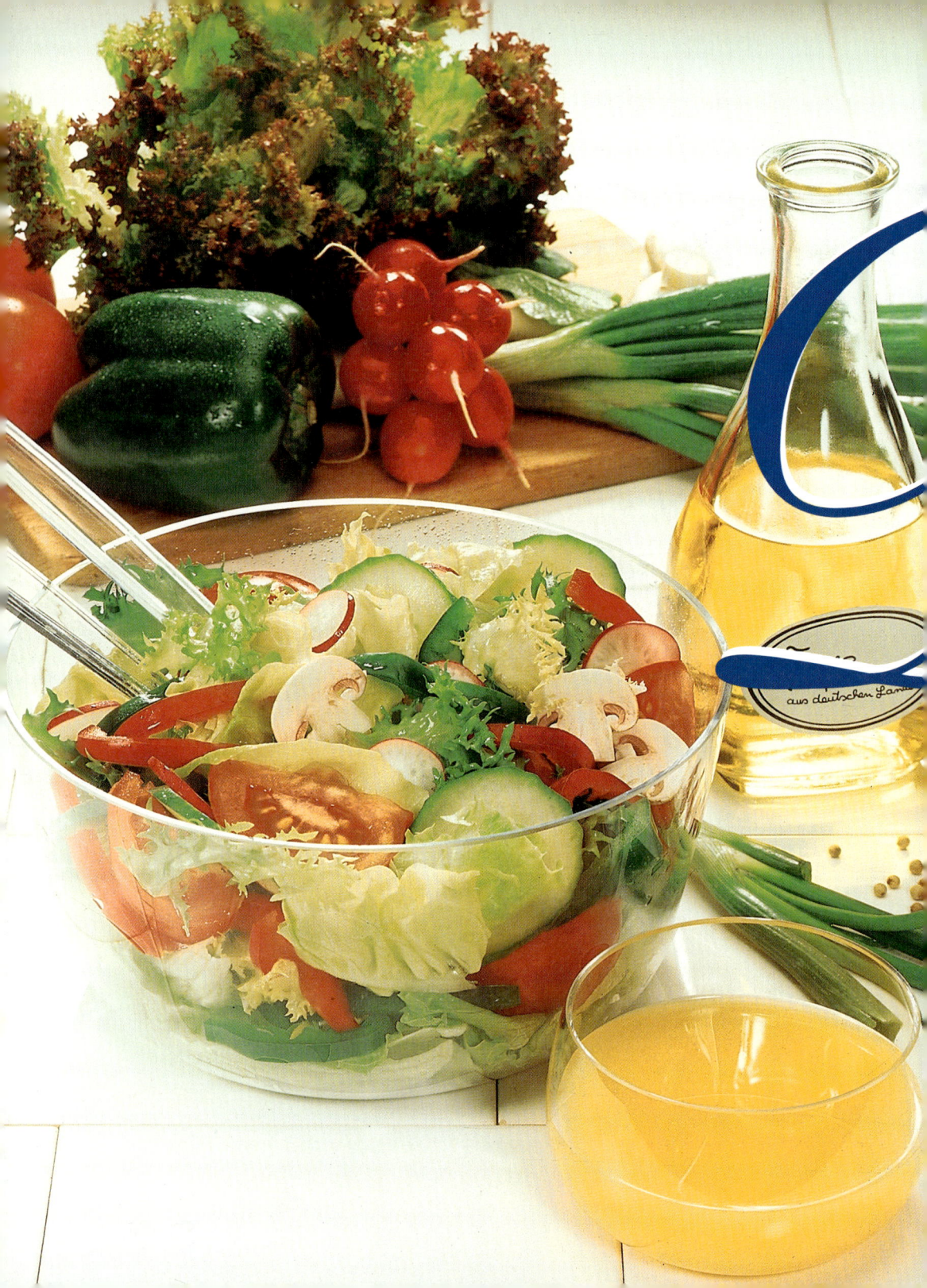

DIE RICHTIGE ERNÄHRUNG: SCHÖNHEIT VON INNEN

Von außen wird die Haut gepflegt, von innen aber wird sie genährt: Ohne eine optimale Versorgung des Körpers können selbst die besten Cremes auf Dauer nichts ausrichten. Deshalb darf in einem effektiven Pflegeprogramm ein ausgewogener Ernährungsplan nicht fehlen – der den Genuß ebenso wichtig nimmt wie die Gesundheit.

Vitamine & Mineralstoffe *Bausteine der Schönheit*

Ernährungs-Zeitplan *Wann Sie was essen sollten*

Gift für die Haut *10 Ernährungssünden*

Power-Kur *Zum Entschlacken und Kräfte-Tanken*

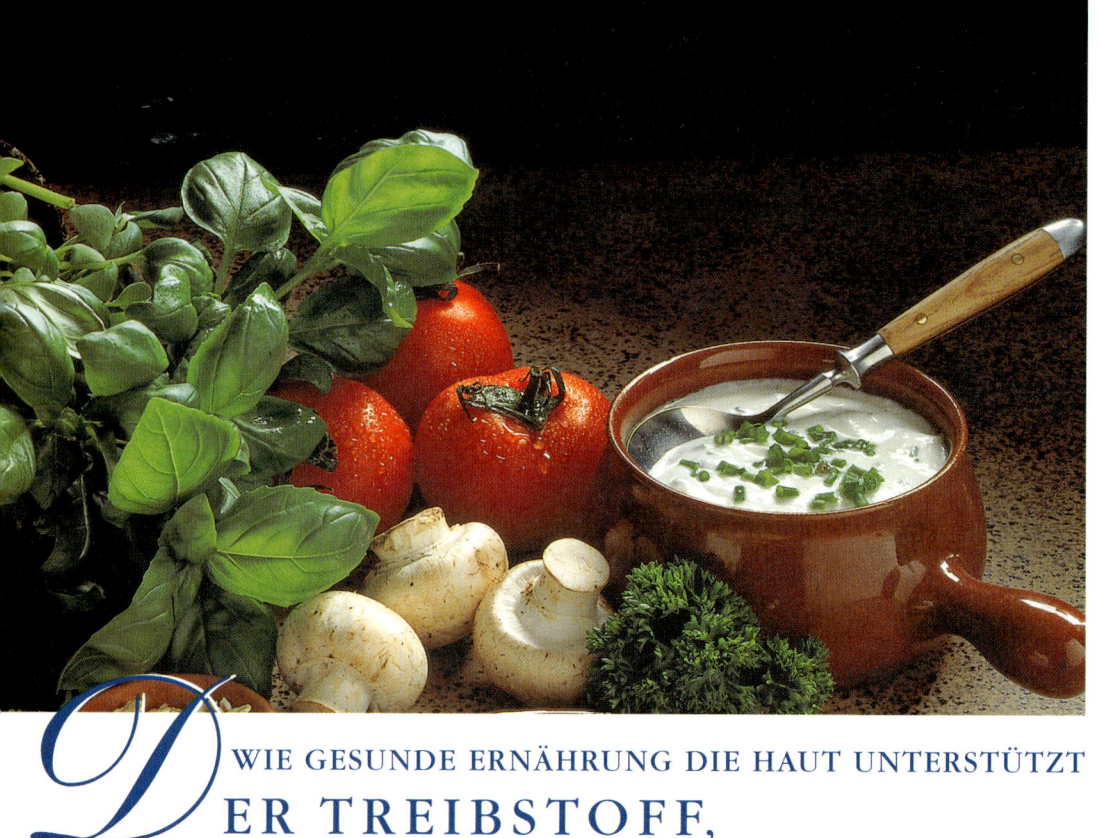

DER TREIBSTOFF, DER ALLES IN GANG HÄLT

Vom Denken über den Herzschlag bis zur Zellerneuerung: Sämtliche Körperfunktionen sind von der Nahrungszufuhr abhängig. »Unser täglich Brot« muß Bedürfnisse in den verschiedensten Bereichen abdecken: Eiweiß, Fett und Kohlenhydrate liefern die notwendige Energie, Vitamine und Mineralstoffe kurbeln die Nahrungsverwertung an und Ballaststoffe die Verdauung.

Ausgewogen essen – ausgeglichen aussehen

Ein ausgewogener Speiseplan verbessert Aussehen und Befinden: Der Stoffwechsel wird angeregt, und der Körper scheidet die Schlackenstoffe regelmäßiger und schneller aus.

Werden die lebenswichtigen Nährstoffe nun zuwenig, zuviel oder in falscher Relation aufgenommen, kommt es zu Mangelerscheinungen, die sich direkt auf die Haut oder zumindest auf ihr Erscheinungsbild auswirken.

Was Körper und Haut täglich brauchen

Im Idealfall sollte die Ernährung aus 50 Prozent Kohlenhydraten, 20 Prozent Proteinen und 30 Prozent Fetten (zwei Drittel aus pflanzlicher, ein Drittel aus tierischer Quelle) bestehen. Weil der Körper zwar Fett, aber die wenigsten anderen lebenswichtigen Substanzen speichern kann, müssen bestimmte Lebensmittel wie Getreide, Gemüse, Milchprodukte und frisches Obst täglich auf dem Speiseplan stehen. Wenn Sie sich die Ernährungs-Bausteine als eine Pyramide vorstellen, sähe diese so aus: reichlich Getreide; viel Gemüse, Salat und Obst; ausreichend Milchprodukte und nur kleine Mengen an Fleisch, Fisch und Wurst.

Vitamine und Mineralien: die Unverzichtbaren

Zwar können die so massiv angepriesenen Vitaminbomben und -superkonzentrate keineswegs den versprochenen »Forever young«-Effekt bewirken – doch fest steht auch, daß ohne eine bestimmte Menge an Vitaminen und Mineralstoffen der Stoffwechsel auf Sparflamme läuft und der Alterungsprozeß der Haut früher einsetzt. Heute kennt die Wissenschaft 13 Vitamine und 16 Mineralstoffe, die für die Gesundheit – und Schönheit – essentiell sind.

Die wichtigsten Vitamine

Vitamin A (Beta-Carotin) hilft gegen Sonnenunverträglichkeit, trockene Haut und verhornte Stellen. Die B-Vitamine machen den Teint weich und ebenmäßig, beugen brüchigen Nägeln und rissiger Haut an den Händen vor. Vitamin C braucht der Körper, um Eisen aus der Nahrung aufzunehmen und damit das Bindegewebe zu festigen. Vitamin E schließlich unterstützt die Zellerneuerung, erhält die Haut elastisch und verzögert die Faltenbildung. Darüber hinaus begünstigt es den Wundheilungsprozeß und verhindert, daß die über die Nahrung aufgenommenen Vitamine und Fettsäuren durch »Freie Radikale« zerstört werden.

Die wichtigsten Mineralien

Kalzium sorgt für feste Knochen und Muskeln, kann vor Bindegewebsschwäche, brüchigen Fingernägeln und Haarausfall schützen. Kieselsäure ist ebenfalls wichtig für das Bindegewebe sowie für Nägel, Haare und die Behandlung von Hautunreinheiten oder Couperose. Magnesium wirkt wie eine Gesichtsmassage: Es entspannt sichtbar Muskeln und Nerven.

Vitamine für die Haut

Vitamin	Eigenschaft	Mangelerscheinung	enthalten in
Vitamin A	wirkt Austrocknung von Haut und Schleimhäuten entgegen	brüchige Fingernägel, glanzlose Haare	roten Paprika, Fenchel, Karotten, Spinat, Milch. Geflügelleber, Sahne, Butter, Leber(tran)
Vitamin B_2 (Riboflavin)	reizlindernd und entzündungshemmend, glatte Fingernägel	entzündliche Hautveränderungen, eingerissene Mundwinkel, trockene Lippen, Störungen des Haarwachstums	Milch, Milchprodukten, Fisch, grünem Blattgemüse, Roter Beete, Sellerie, Tomaten, roten Paprika, Knoblauch, Naturreis, Bierhefe
Vitamin B_3 (Niacin)	verbesserte Sonnenverträglichkeit, schönere Haut, glatte Fingernägel	Rötungen, »Waschfrauenhände«, rissige Haut, vorzeitige Hautalterung	Weizenkleie, Putenbrust, Schweineleber, Erdnüssen
Vitamin B_6	verringert die Talgproduktion (Fettstoffwechsel-Steuerung)	eingerissene Mundwinkel und Lippen, Juckreiz, Ekzeme, manchmal Haarausfall	Milch, Karotten, roten Paprika, Kartoffeln, Broccoli, Weizenprodukten, Avocados, Auberginen, Bananen, Hefe
Vitamin C (Ascorbinsäure)	fördert den Aufbau von Kollagen im Bindegewebe, festigt das Zahnfleisch, für ein gesundes Gefäßsystem der Haut	dünne, faltige Haut, schlechte Wundheilung	Äpfeln, Zitrusfrüchten, Johannisbeeren, Erdbeeren, Mangos, Rosenkohl, grünem Spargel, Spinat, Tomaten, Lauch, Knoblauch
Vitamin E	wirkt »Freien Radikalen« entgegen, verzögert Faltenbildung, für ein elastisches Bindegewebe, schützt die Zelloberfläche	schlechte Wundheilung und Vernarbung, schwächeres Bindegewebe, hartnäckige Akne	Haferflocken, Weizenkeimen, Rosenkohl, Sellerie, Spinat, Tomaten, Walnüssen, Wirsing, Mangos, Avocados, schwarzen Johannisbeeren

Vitamine für die Haut

Vitamin	Eigenschaft	Mangelerscheinung	enthalten in
Vitamin H (Biotin)	gesunde Haut und Haare, glatte Fingernägel, Zellaufbau, Hauterneuerung	schuppige Entzündungen, trockene Haut, Haarausfall, Schuppen	Leber, Weizen, Eigelb, Bierhefe, Nüssen, Haferflocken

Mineralien für die Haut

Mineral	Eigenschaft	Mangelerscheinung	enthalten in
Kalzium	Aufbau von Knochen und Zähnen, Nerven, Muskeln	Juckreiz, Sonnenallergie, Krämpfe, Reizbarkeit, Schlaflosigkeit	Milch und Milchprodukten, Hülsenfrüchten, grünem Gemüse
Eisen	Sauerstoff-Transport	Müdigkeit, blasses Gesicht, brüchige Fingernägel, Haarausfall, spröde und frühzeitiges Ergrauen der Haare	Vollkornprodukten, Hülsenfrüchten, Aprikosen
Magnesium	Entspannung für Muskeln und Nerven, wirkt gegen Streß	Muskelkrämpfe, Reizbarkeit, Schlafstörungen	Vollkornprodukten, Gemüse, Nüssen, Milch und Milchprodukten
Silizium	beteiligt an Biosynthese der Bindegewebe	Cellulite, Altersschäden an Haut und Gelenken	Lehm, Tonerde, Kleie, Kieselerde
Zink	Zellschutz, Immunsystem, wachstumsfördernd für Haare und Nägel	geschwächte Infektionsabwehr, Haarausfall, verlangsamte Wundheilung, Hautentzündungen, fleckige Nägel (weiß)	Fisch, Getreide, Gemüse

Das Erfolgsrezept für die richtige Ernährung: Achten Sie auf das Timing

Nicht nur das »Was« stimmt bei der heutigen Nahrungsaufnahme oft nicht mehr, auch das »Wie« kann der Haut zu schaffen machen: Wer zu schnell ißt, zu früh oder zu spät, wer Lebensmittel falsch kombiniert oder die Flüssigkeitszufuhr vernachlässigt, nimmt dem Körper die Möglichkeit, das Aufgenommene auch richtig zu verwerten. Ganz abgesehen vom Streß beim Essen, der sich natürlich auch im Hautbild bemerkbar macht.

In der Hektik des Alltags werden Essen und Trinken meist irgendwie erledigt, wie eine Nebensache abgehakt.

Aber es lohnt sich, etwas so Elementares wie unsere Ernährung mal aus einem anderen Blickwinkel zu betrachten: Hier schildern wir die ganz normalen Gewohn-

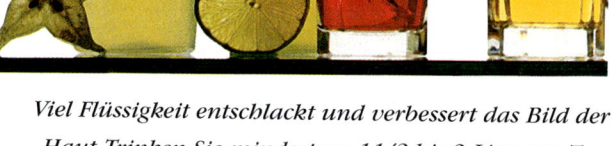

Viel Flüssigkeit entschlackt und verbessert das Bild der Haut. Trinken Sie mindestens 1 1/2 bis 2 Liter pro Tag.

heiten einer ganz normalen »Esserin« – vielleicht erkennen Sie ja einiges wieder, vielleicht finden Sie Punkte, an denen Sie selbst ansetzen können. Denn eine Ernährungsumstellung kann noch so perfekt durchdacht sein – Erfolg hat sie nur, wenn auch die Begleitumstände dazu passen.

Quelle der Schönheit

Nicht nur die Haut braucht Feuchtigkeit: Um voll und optimal arbeiten zu können, benötigt der Organismus mindestens 1 1/2 bis 2 Liter Flüssigkeit pro Tag – am besten Mineralwasser, verdünnte Fruchtsäfte und Tees. Besonders gut für die Haut: Zinnkraut-Tee (stärkt das Bindegewebe), Birkenblätter-Tee (entwässert, beugt Cellulite und geschwollenen Augen vor), Brennessel-Tee (klärt die Haut).

Es fängt schon beim Frühstück an: Kaum ist die Nacht vorbei, der Körper hat noch gar nicht die volle Betriebstemperatur, gönnt sich unsere Esserin ein Glas vitaminreichen Orangensafts – frisch gepreßt natürlich, das soll doch besonders gesund sein – und versetzt damit ihren Magen – ein äußerst sensibles Organ – in helle Aufregung und maximalen Streß. Kaum jemand käme auf die Idee, die gleiche Menge Früchte vor dem eigentlichen Frühstück zu essen – wobei das wenigstens den Vorteil hätte, daß die einzelnen Orangenstücke gekaut und damit eingespeichelt und für den Magen besser aufzubereiten wären. So aber fehlt das warnende Signal (»Achtung, ich kaue und speichle Nahrung ein«), es gibt also keine Gelegenheit, die Magenwände mit Schleim vor Säuren zu schützen. Der Saft löst eine heftige Sekretion von Säuren und Enzymen aus, die ungeschützten Magenwände werden gereizt.

Anschließend folgt mit dem klassischen Wachmacher-Kaffee gleich die nächste Reizung der Schleimhäute – die nächste Streßsituation. Und jetzt soll der überlastete Magen erst richtig loslegen und Weißbrot, Wurst, Käse, Marmelade, Eier und Schinken verarbeiten. Das schafft er nicht mehr: Die Nahrung wird nicht verdaut, als Brei liegt sie im wahrsten Sinne des Wortes »schwer im Magen« und geht in die Gärung über.

Da nützt es dann auch wenig, wenn man sich an die Empfehlung hält, viele kleine Mahlzeiten über den Tag verteilt einzunehmen. Der Magen ist nach wie vor belastet und durch den Gärungsprozeß aufgebläht. Er kann die nachfolgende Nahrung nicht richtig verdauen und gibt sie zu schnell an den Dünndarm ab. Die Folge ist, daß wertvolle Nahrungsbestandteile nicht herausgefiltert und verwertet werden können. Auch unangenehmes Aufstoßen oder Sodbrennen können sich einstellen. Außerdem kann der gesamte Organismus durch die vorzeitige Nahrungsabgabe

Damit nichts sauer aufstößt

Früchte, Kompott oder Obstsäfte mit Milch, Quark oder Joghurt – diese Mischungen lösen immer einen Gärungsprozeß aus. Es ist bekömmlicher, wenn Sie Sahne (gegebenenfalls mit Wasser verdünnt) verwenden. Auch Ihr Müsli sollten Sie, wenn nötig, mit Wasser einweichen und unmittelbar vor dem Essen mit Sahne verfeinern.

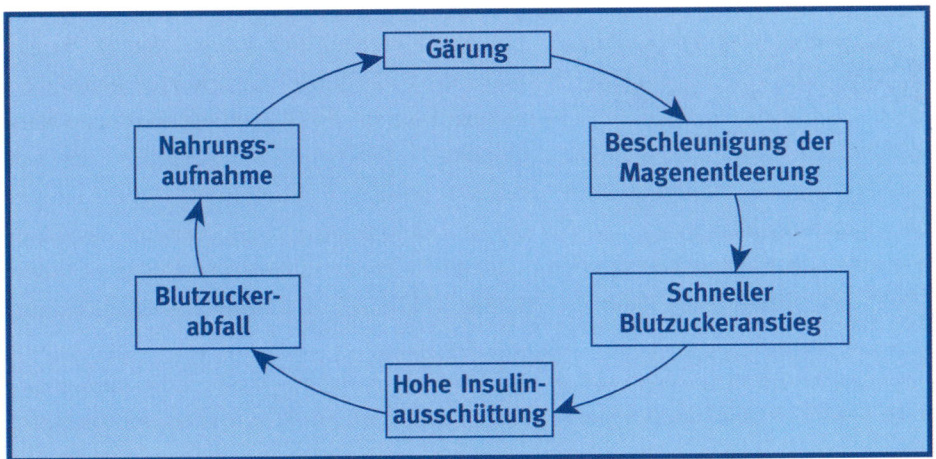

Body & Soul-Energiefrühstück

Weichen Sie am Abend 4 getrocknete Aprikosen und 4 süße Mandeln in etwas Wasser ein und zerkleinern Sie sie am nächsten Morgen mit dem Pürierstab. Geben Sie einen Teelöffel Sahne hinzu – und essen Sie das Ganze mit Genuß!

Für den Resthunger müssen Sie nicht auf das gewohnte Brot oder Brötchen verzichten – am besten verdauungsfreundlich getoastet!

Wenn Sie können, stellen Sie von Kaffee auf Tee um. Verbinden Sie besten Geschmack mit bester Verträglichkeit und nehmen Sie grünen japanischen Sencha-Tee. Auch Ingwer-Tee versorgt Sie mit viel Energie.

nicht mehr kontinuierlich über mehrere Stunden mit Energie versorgt werden. Dies ist nur dann möglich, wenn er die aufgenommene Nahrung auch wirklich verdaut und der Magen sich nach und nach entleeren kann. Der Blutzuckerspiegel steigt rapide an und erzeugt einen höheren Insulinbedarf. Das in der Blutbahn vorhandene Insulin ist jedoch noch wirksam und baut im Eiltempo Blutzucker ab. Der Zuckerspiegel fällt jäh ab und erzeugt Heißhunger. Schnell muß ein Stückchen Schokolade her, und die Situation scheint gerettet. Doch ist sie das wirklich? Sie ahnen sicherlich bereits, daß der hier beschriebene Kreislauf aufgrund der Magenschleimhaut-Reizung von neuem beginnt.

Kein Wunder also, wenn sie dann trotz ausreichender Nahrungszufuhr mit eigentlich wertvollen Bestandteilen unter Mangelerscheinungen zu leiden hat. Und die sieht man auch Ihrer Haut an. Das können Sie leicht besser machen, indem Sie ein paar grundsätzliche Dinge bei der Einnahme Ihrer Mahlzeiten beachten.

Vom ersten Schluck bis zum letzten Bissen: Regieplan für eine hautfreundliche Ernährung

Die Haut liebt Ausgewogenheit – auch beim Essen. Diese Aufstellung und ein paar kleine Tricks garantieren, daß sie genau das bekommt, was sie braucht – ohne daß der Genuß zu kurz kommt.

Frischkornbrei

Weichen Sie abends gemahlenes Getreide (z.B. Dinkel) und eventuell etwas Trockenobst in Wasser ein. Geben Sie am Morgen Ingwer, Senfkörner und Zimt hinzu. Der Brei wird kurz aufgekocht und mit Honig und etwas Sahne verfeinert.

Möchten Sie frisches Obst dazu haben, sollten Sie es vor dem Aufkochen hinzugeben.

- Trinken Sie nach dem Aufstehen eine Tasse heißes Wasser, das zuvor ca. 10 Minuten sprudelnd gekocht hat. Falls es noch zu heiß ist, bringen Sie es mit stillem Mineralwasser auf Trinktemperatur.
- Frühstücken Sie frühestens eine Stunde nach dem Aufstehen. Essen Sie auch nur dann etwas, wenn Sie Hunger haben, und nur so viel, bis der Hunger gestillt ist.

Der ganz spezielle Heißhunger

Der Zusammenhang zwischen erhöhter Eßlust und Gewichtszunahme auf der einen und dem schwankenden weiblichen Hormonspiegel auf der anderen Seite ist inzwischen wissenschaftlich erwiesen. Die je nach Zyklusphasen in unterschiedlicher Konzentration vorhandenen Hormone Östrogen und Progesteron sind maßgeblich dafür verantwortlich, daß z.B. Pasta zu bestimmten Zeiten einfach nur die Laune, zu anderen dagegen schnell die Anzeige der Waage nach oben schnellen läßt.

- Gegen ein Frühstück mit getoastetem Vollkornbrot und Käse ist nichts einzuwenden.
- Achten Sie auf Rohmilchkäse – vermeiden Sie Hartkäse, denen man Paraffine zugesetzt hat, um den Reifeprozeß nicht abwarten zu müssen.
- Nach einer verträglichen Mahlzeit ist der Organismus für drei bis fünf Stunden versorgt. Lassen Sie sich nicht vorher vom Appetit verführen, sondern achten Sie darauf, wann Sie wirklich wieder Hunger verspüren.
- Die Hauptmahlzeit des Tages sollte das Mittagessen sein. Wenn Ihr Job Sie daran hindert, sich selbst in Ruhe etwas zuzubereiten, liefert Ihnen ein Obstsalat oder Rohkostteller mehr Powerstoffe als Junkfood oder das »Pausenbrot«. Sollte das Abendessen Ihre Hauptmahlzeit sein, essen Sie möglichst nicht zu spät – und nur Leichtverdauliches wie Reisgerichte, Nudelgerichte, Gemüse oder Fisch.
- Weil Rohkost, Salate und Obst schwer verdaulich sind, eignen sie sich nicht als letzte Mahlzeit des Tages: Nach ihrem Genuß sollte man möglichst noch 3 bis 4 Stunden lang aktiv sein. Das gilt auch für Milch und Milchprodukte, Fleisch, Wurst oder fette, in Öl gebratene Speisen.

Sollten Sie trotz dieser vielen guten Ratschläge doch einmal zuviel oder zu schwer gegessen haben, hilft ein Mittel aus der ayurvedischen Küche: Rösten Sie 4 Teelöffel Anissamen und mischen Sie etwas grob gestoßenen braunen Kandiszucker unter. Nehmen Sie bei Bedarf ein Espresso-Löffelchen davon und kauen Sie es gründlich durch. Trinken Sie dazu 1 Tasse abgekochtes, heißes Wasser.

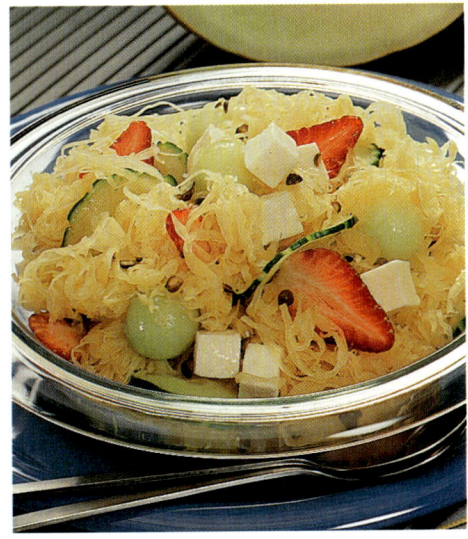

Rohkostsalat mit Obst – ein Pausensnack voller Powerstoffe.

FEINDBILDER: 10 x GIFT FÜR DIE HAUT

Auch wenn es sich hart anhört: Wer gesunde, schöne Haut haben möchte, sollte die folgenden Lebens- und Genußmittel meiden – oder sich wenigstens sehr zurückhalten. Die amerikanische Kosmetik-Expertin Chris Farrell (Entwicklerin einer gesundheitsbewußten Erfahrungskosmetik zur Normalisierung des Hautzustandes) hat sie einmal als die zehn schlimmsten Feinde von Haut und Figur bezeichnet – zu Recht, wie dieser Steckbrief beweist:

Chili

erzeugt im Körper Hitze und erweitert schlagartig die Blutgefäße, wodurch es zu feinen Haarrissen kommen kann. So kann Chili Couperose und Besenreiser fördern, bei akne- und pustelanfälligen Menschen die Pickelbildung verstärken.

Essig

zerstört wichtige Enzyme, die beim Verdauungsprozeß für das Aufspalten der Nahrung dringend gebraucht werden. Die Folgen: unreine Haut und verquollene Gesichtszüge.

Kaffee

erweitert die Blutgefäße stark, entzieht dem Organismus Calcium und übersäuert den Magen. Darunter hat besonders der Stoffwechsel des Bindegewebes zu leiden. Die Folgen: Couperose und Besenreiser verschlimmern sich, Cellulite wird gefördert.

> ## Wie im Wiener Kaffeehaus...
>
> Bis zu 2 Tassen Kaffee pro Tag sind relativ harmlos. Trinken Sie dazu ein Glas Wasser, wie es in Österreich üblich ist. Das wirkt der Übersäuerung entgegen.

Kokosfett

gehört wie Rindertalg und Schmalz zu den gehärteten Fetten, die der Stoffwechsel nicht verwerten kann. Die Fettzellen werden aufgebläht, es bilden sich Fettschlacken, die zu Störungen im Bindegewebe führen. Die Folge: Pickel.

Likör

enthält gleich drei Substanzen, die selbst die tapferste Leber nicht bewältigt: Alkohol, Zucker und Farbstoffe. Die Folgen für die Haut: schlechte Durchblutung, ein fahles, müdes Aussehen.

Ein Gläschen

ist erlaubt, wenn sich nicht noch weitere hinzugesellen. Alkohol ist ein Genußmittel und daher für den regelmäßigen Konsum nicht geeignet!

Salz

bindet Flüssigkeit im Gewebe, das dadurch weich und schwammig wird. Betroffen sind vor allem die sogenannten Problemzonen an Bauch, Oberschenkeln und Hüfte. Fünf Gramm Salz täglich sollten die Obergrenze sein. Achten Sie auch auf die versteckten Salze in Käse, Schinken, Speck, Konserven und Fertiggerichten!

TIP

Würzen Sie mit Selleriesalz, Meersalz oder kräftigen Kräutern.

Schokolade

enthält bis zu 70 Prozent Zucker und bis zu 30 Prozent Fett. Zucker »frißt« Vitamine und Mineralien, die dadurch Knorpeln, Knochen und allen lebenswichtigen Organen entzogen werden. Fett und Kakao lassen Pickel, Pustel und Mitesser sprießen.

Wein

ist oftmals geschwefelt. Schwefel zerstört das für Nerven und Haut unentbehrliche Vitamin B_1.

TIP

Trocken trinken! Trockene Weine enthalten weniger Schwefel als liebliche, sind also verträglicher für die Haut.

Wurst und Frikadellen

enthalten oft bis zu 50 Prozent tierisches Fett – Fettsäuren, die der Organismus nicht verarbeiten kann. Sie lagern sich im Bindegewebe ab und blockieren den Abtransport der Giftstoffe. Die Folge: verstopfte Poren, unreine Haut. Geben Sie Bratenaufschnitt und Schinken den Vorzug!

Zigaretten

sind gleich mehrfach gefährlich. Verbrennungsrückstände lagern sich im Körper ab, das Nervengift Nikotin killt Vitamin C, zerstört Zellen und hemmt den Aufbau von Kollagen. Außerdem verengt Rauchen die Blutgefäße und verringert die Sauerstoffzufuhr. Dadurch können die Stoffwechselschlacken schlechter abtransportiert werden, die Poren verstopfen also leichter.

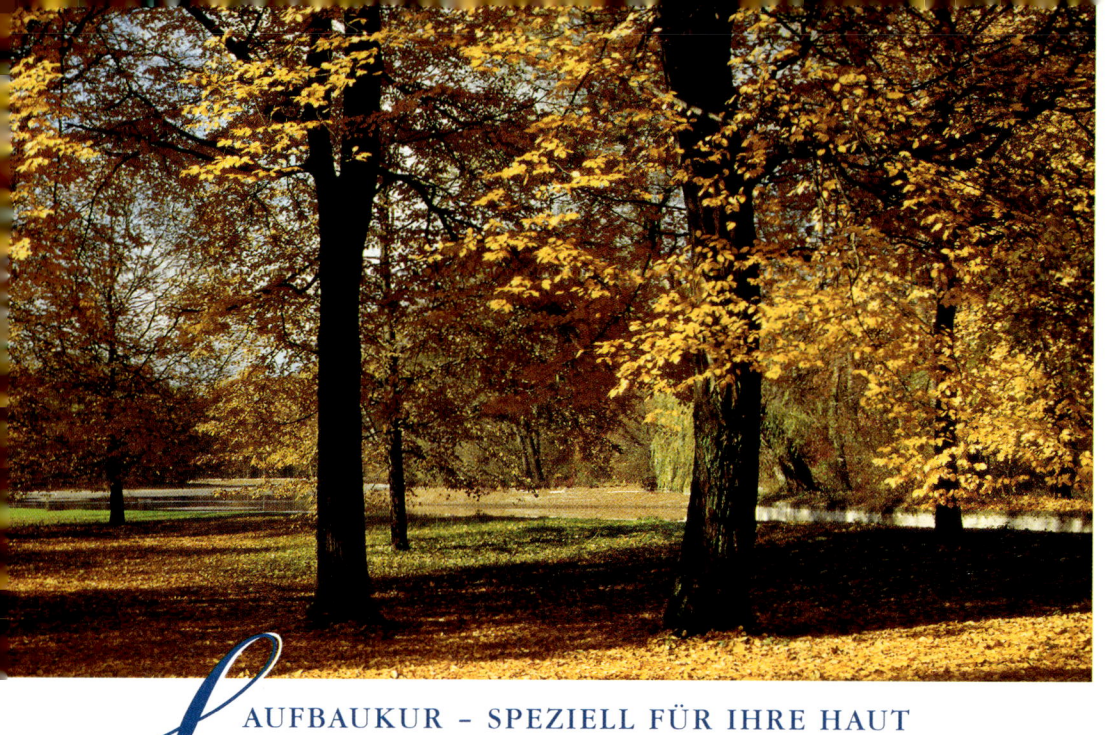

SAISONWECHSEL: ZEIT FÜR EINE SONDERRATION POWER

Frühjahrsmüdigkeit und Herbstdepression: Obwohl die äußeren Bedingungen praktisch entgegengesetzt sind, nehmen wir die Umstellung von der kalten auf die warme Jahreszeit ähnlich wahr wie den Wechsel vom Sommer zum Winter. Die Veränderungen von Temperatur, Witterung und Helligkeit belasten Körper und Seele – fast jeder kennt saisonbedingte Kreislaufstörungen, Müdigkeit, Infektionsanfälligkeit oder ganz einfach schlechte Laune.

Auch die Haut ist »wetterfühlig«

So, wie sie das gesamte Innere widerspiegelt, registriert die Haut auch jedes dieser Symptome – und das läßt sich schnell an ihrem Erscheinungsbild ablesen: Überempfindlichkeit, Anfälligkeit für Ekzeme und ein ungesundes, welkes Aussehen sind die klassischen Indizien. Wie allen anderen Organen können Sie auch Ihrer Haut mit einer Frühjahrskur und einem herbstlichen Pendant durch die Wendezeit helfen.

Tee & Kohl: Ein starkes Duo für Ihre Aufbaukur

Daß Tees mit Kräuter und Heilpflanzen bewährte Muntermacher für müde, abgespannte oder belastete Haut sind, weiß so gut wie jeder. Die wohltuende Wirkung eines ganz bestimmten Nahrungsmittels aber ist viel weniger bekannt: Kohl gilt, in allen Formen und Variationen, als ideales Therapeutikum zur Entschlackung und Stärkung des Organismus. Deshalb basiert diese Frühjahrs- und Herbstkur neben der intensiven Pflege bei Ihrer Kosmetikerin und zu Hause auf zwei weiteren Säulen:

- einer Tee-Trinkkur zur inneren Unterstützung,
- der Ergänzung Ihres Ernährungsplans mit Kohl als Gemüse und Salat.

Tee-Trinkkur
für sensible Haut

Zutaten:
25 g Brombeerblätter
20 g Eichenrinde
20 g Salbei
15 g Schachtelhalm
20 g Tausendguldenkraut

Zubereitung:
Geben Sie 1 EL Kräuter auf 1 Tasse Wasser. Trinken Sie 3 x täglich 1 Tasse möglichst warm.

Tee-Trinkkur
für müde Haut

Zutaten:
50 g Ingwer
50 g Ginseng

Zubereitung:
Übergießen Sie für eine Tasse 2 TL Kräutermischung mit kochendheißem Wasser. Ziehen lassen, abseihen. Trinken Sie 2 x täglich 1 Tasse so heiß wie möglich, am besten schlürfend.

Tee-Trinkkur
für sensible Haut

Zutaten:
25 g Löwenzahn
20 g Faulbaum
15 g Tüpfelfarn
15 g Veronikablätter

Zubereitung:
Kochen Sie die Kräuter mit 1/2 l Wasser auf. Trinken Sie morgens und abends je eine auf Zimmertemperatur gebrachte Tasse Tee.

Tee-Trinkkur
für müde Haut

Zutaten:
30 g Centella asiatica
50 g Löwenzahn
100 g Bergschafgarbe

Zubereitung:
Übergießen Sie für eine Tasse 2 TL Kräutermischung mit kochendheißem Wasser. Ziehen lassen, abseihen. Trinken Sie dreimal täglich eine Tasse so heiß wie möglich.

Tee-Trinkkur bei Akne

Zutaten:
20 g Quecke, 10 g Stiefmütterchenkraut, 10 g Schachtelhalm, 10 g Brennesselblätter

Zubereitung:
2 gehäufte TL mit 1/4 Liter kochendem Wasser übergießen. 10 Minuten ziehen lassen, danach abseihen. Davon 3 Tassen täglich trinken.

Tee-Trinkkur für trockene Haut

Bei trockener Haut empfiehlt es sich, über den Tag verteilt ca. 2 Liter grünen japanischen Tee zu trinken (etwa jede halbe Stunde eine kleine Tasse). Empfehlenswerte Teesorten sind der Japan-Tee Gyokuro-Asahi oder Sencha Makato Excelsior. Sie zeichnen sich durch einen geringen Koffein- sowie durch hohen Vitamin-C-Gehalt aus.

Zutaten:
5 – 6 TL grüner, japanischer Tee, 2 Liter Wasser

Zubereitung:
Teeblätter mit dem abgekochten Wasser übergießen (wichtig: bei der Zubereitung von grünem Tee die Teeblätter mit ca. 65 °C heißem Wasser (nicht kochendem) überbrühen, 2 Minuten ziehen lassen.

Die Kohl-Kur

Vom China- bis zum Rosenkohl: Kohl kennen wir in sehr vielen und sehr verschiedenen Erscheinungsformen. Ebenso vielfältig sind seine Wirkungen als Therapeutikum. Kohl

- stärkt das körpereigene Immunsystem,
- hilft beim Abspecken,
- senkt den Cholesterinspiegel,
- reguliert den Blutdruck,
- ist ein ideales Nahrungsmittel bei Diabetes,
- schmeckt in den unterschiedlichsten Zubereitungsvarianten.

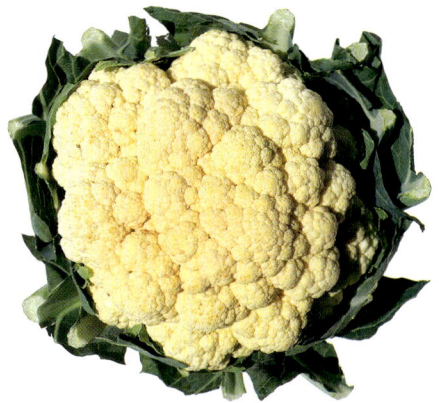

Egal, welche Sie bevorzugen – für alle Kohlsorten gilt: Sie enthalten wenig Kalorien, dafür viele und lösliche Ballaststoffe. Sie sättigen gut und liefern wichtige Vitamine, Spurenelemente und Mineralstoffe, hier besonders Kalium, Calcium und Magnesium.

Blumenkohl ist besonders reich an Vitamin C und Kalium. Dank seiner beruhigenden Wirkung auf die Darmschleimhaut hilft er dem Körper, leichter zu entschlacken.

Kohl kann noch mehr

Erst vor kurzem wurde entdeckt, daß die in Grün- und Rotkohl enthaltenen Flavoide nicht nur Entzündungen hemmen, sondern auch den Verlauf von Allergien abschwächen und als Schutz gegen die Freien Radikalen dienen. Zudem vervielfachen sie die Kraft der in Kohl reichlich vorhandenen Vitamine.

Die ideale Genußtherapie mit Kohl könnte so aussehen:

Essen Sie dreimal pro Woche Blumenkohl, Wirsing, Weißkraut, Sauerkraut oder Broccoli als Hauptmahlzeit.

Essen Sie außerdem dreimal wöchentlich einen Rohkostsalat, zum Beispiel mit Chinakohl, Kohlrabi, Rotkohl oder Weißkohl.

Der Effekt: eine deutlich spürbare Stärkung des Immunsystems. Sie bekommen neue Energien, die Müdigkeit verfliegt, und gefährliche Bakterien oder Krankheitserreger haben weniger Chancen.

Wer Kohl nicht als Beilage zu Fleisch, sondern mit anderen Gemüsen oder als Rohkost serviert, reduziert dabei gleichzeitig die Kalorienaufnahme – willkommener Nebeneffekt bei einer Aufbaukur. Waschen und zerkleinern Sie den Kohl erst direkt vor der Zubereitung, dünsten Sie ihn möglichst nur kurz an – so bleiben die Nährstoffe am besten erhalten.

Die einzelnen Kohlsorten und was in ihnen steckt	
Broccoli	enthält Vitamine C, E, B_2, B_6, Folsäure, Pantothensäure, Calcium, Selen, Jod und Betacarotin; schützt vor Zellschäden, Osteoporose, Entzündungen und Erkältungen
Rosenkohl	enthält Betacarotin, Vitamin C und E, Folsäure, Calcium, Eisen, Magnesium; schützt vor Kreislaufstörungen und Erkältungen
Weißkohl	enthält Vitamin C; stärkt die Abwehrkräfte
Rotkohl	enthält Vitamin C, hat außerdem wegen seiner hohen Faseranteile die Kraft, Gift und Schadstoffe »auszuputzen« (daher der Name »Darmbesen«)
Wirsing	enthält Vitamin C, senkt den Cholesterinspiegel
Chinakohl	enthält Vitamin C, Kalium und Eisen; senkt den Blutdruck, hilft bei Kreislaufstörungen
Grünkohl	hat die höchsten Werte an Vitamin A und C, stärkt besonders die Augen und das Immunsystem
Blumenkohl	ist reich an Vitamin C, B-Vitaminen und Kalium, hat außerdem eine heilende Wirkung auf die Darmschleimhaut

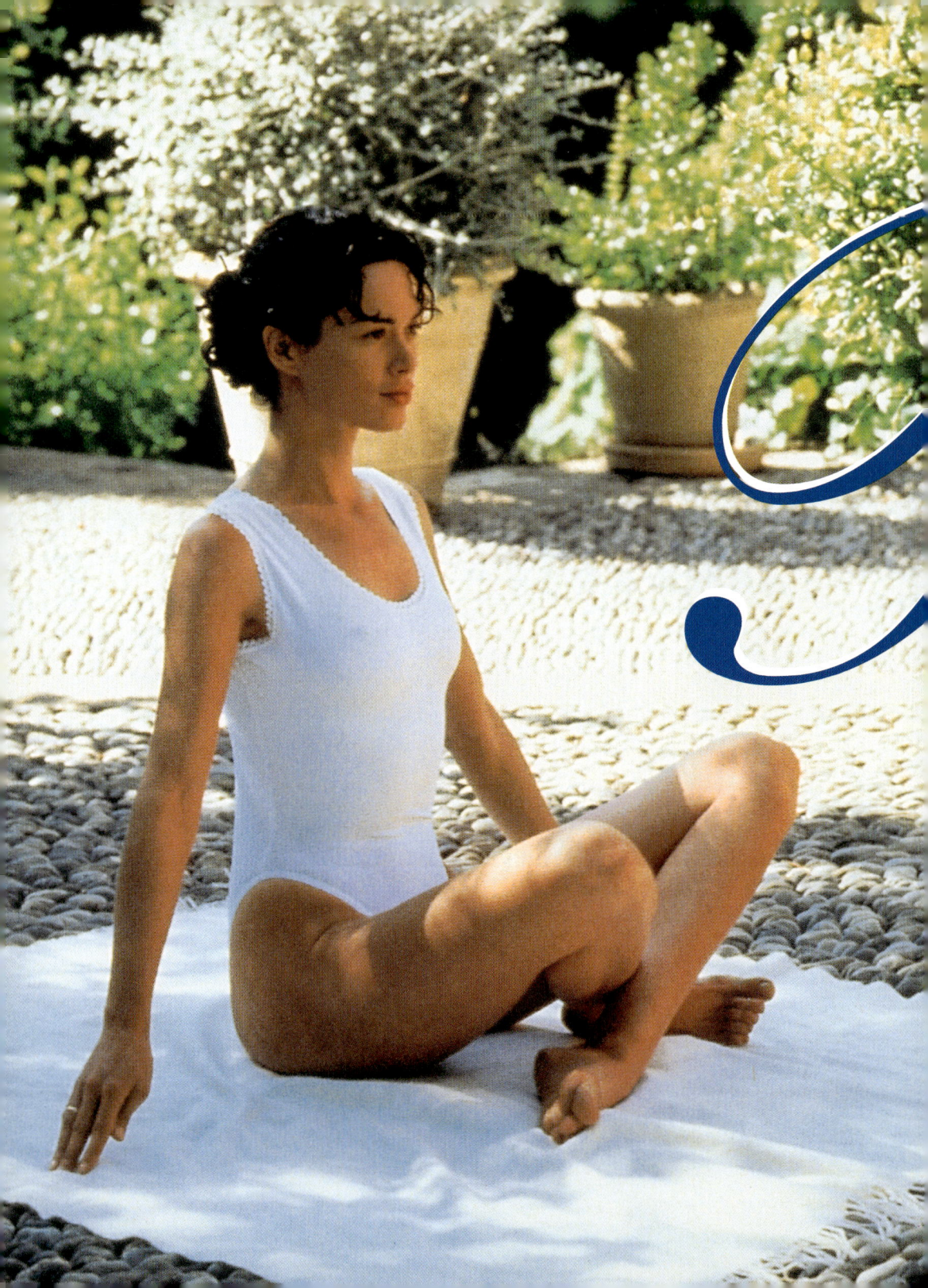

RELAXED: SO FÜHLEN SIE SICH WOHL IN IHRER HAUT

Neben der richtigen Ernährung basiert Schönheit von innen auf einem zweiten Pfeiler: dem seelischen Gleichgewicht. Ihre Haut wird direkt und indirekt von Ihrem Lebensgefühl beeinflußt – etwa von der Art und Weise, wie Sie mit psychischen Belastungen fertig werden, wie Sie abschalten und sich Erholung verschaffen können. Das Schlüsselwort heißt hier Entspannung: ein Gegenprogramm zum Streß des Alltags.

Innere Kraft *Finden Sie den Weg zu sich selbst*

Muskelentspannung *Übungen für jeden Tag*

Mentales Training *So wird der Kopf frei*

Autogenes Training *Körper, Geist und Seele im Einklang*

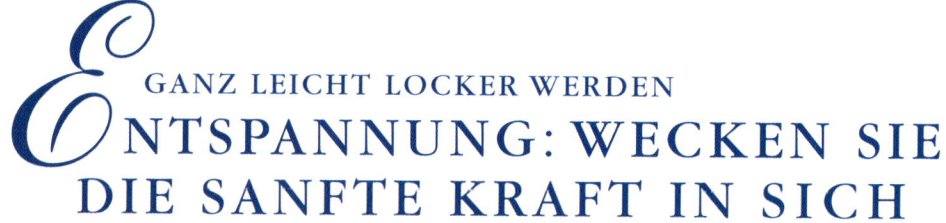

GANZ LEICHT LOCKER WERDEN

ENTSPANNUNG: WECKEN SIE DIE SANFTE KRAFT IN SICH

Menschen mit einer starken Anziehungskraft haben selten hundertprozentig ebenmäßige Gesichter oder Model-Maße – dafür aber eine ganz spezielle Aura, die sie ihrer inneren Ruhe und Entspanntheit verdanken. Wer sich mag und sich in seiner Haut wohl fühlt, heißt es, strahlt wirkliche Schönheit aus. Und ob diese Haut nun großporig ist oder nicht mehr so glatt wie die einer Zwanzigjährigen, spielt kaum eine Rolle, Hauptsache, der Teint wirkt gut durchblutet und klar, die Farbe der Wangen ist gesund, die Augenpartie straff.

Wahre Schönheit kommt von innen

Denn das Lebensgefühl funktioniert wie eine Art inneres Klima: Ist die seelische Wetterlage getrübt, strahlt das auch nach außen ab. Die psychischen Probleme, über die Menschen mit Hautauffälligkeiten am häufigsten klagen, sind Selbstzweifel, Ängste und das Gefühl, mit niemandem über seine Schwierigkeiten reden zu können. Wer sich in so einer einsamen Stimmung im Spiegel anschaut, wird sich grau, abgespannt und unansehnlich finden – und seinen Selbstzweifeln neues Futter geben, sich noch mehr zurückziehen – ein Teufelskreis.

Die eigene Mitte finden

Natürlich können Sie nicht alle Lebensumstände von heute auf morgen ändern. Aber Sie können dafür sorgen, daß Sie die Ausgeglichenheit haben, auch mit negativen Erlebnissen und schwierigen Phasen fertig zu werden. Das gelingt, wenn Sie Ihre innere Einstellung zu den vermeintlichen Schwierigkeiten, Ängsten und Sorgen überdenken – und ändern.

Manche unterstützen sich selbst mit dem altbekannten Spruch, daß andere auch nur mit Wasser kochen – produktiver jedoch ist es, sich mit sich selbst zu beschäftigen, sich zu bestätigen und zu bestärken. Körperliche Entspannungsübungen und mentales Training, sanfte Bewegung und ausreichend Schlaf helfen, den Blick auf das Wesentliche zu konzentrieren und ein Gefühl für die Relation der negativen und positiven Dinge des Alltags zu bekommen.

Energieblockaden lösen

Andauernder seelischer Streß wie Sorgen, Ängste, Ärger, Enttäuschungen und/oder einseitige körperliche Belastungen wie Bildschirmarbeit und stundenlanges Sitzen können zu sehr starken Verspannungen führen. Die Nackenmuskulatur zieht sich zusammen und bleibt verkrampft. Auf die Wirbelsäule wird ein Druck wie durch einen Schraubstock ausgeübt. Dieser Druck führt zu einer sogenannten segmentalen Nervenirritation an den kleinen Wirbelgelenken: Die Nerven lösen in Haut, Muskeln und Bindegewebe falsche Reaktionen aus. Es kommt zu Durchblutungs- und Funktionsstörungen; der Energiefluß ist blockiert. Eine Reihe weiterer Beschwerden hat hier ihre Ursache. Wer so geplagt wird, erscheint tatsächlich geknickt: Menschen mit Wirbelsäulenproblemen nehmen automatisch eine Schonhaltung ein. Mit leichtem, regelmäßigem Entspannungstraining können Sie die Energieblockade langsam lösen – und sich so selbst den Rücken stärken.

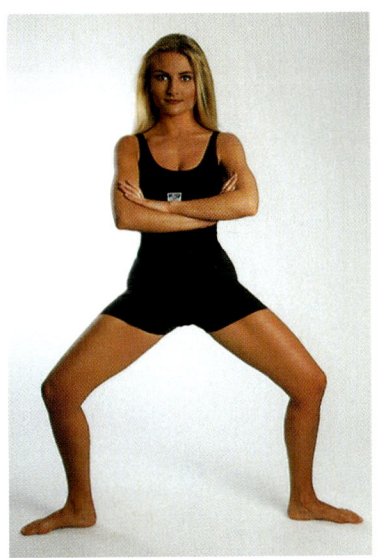

Yoga oder Autogenes Training: Ziel jeder Entspannungstechnik ist, die innere Balance zu finden.

Die Kunst, locker zu werden

Sich ganz relaxed hinlegen und einfach »an gar nichts denken«? Wer das einmal auf eigene Faust ausprobiert hat, weiß: Das ist alles andere als einfach. Der Versuch, ungeübt mal rasch mental zu entspannen, läßt einen ganz leicht verkrampfen...

Am Anfang aller Entspannungsübungen steht daher die körperliche, muskuläre Entspannung – von der Sie, wenn Sie sich hundertprozentig darauf einlassen, auch psychisch bereits stark profitieren können.

Wer beruflich oder privat im Streß steht, hat meistens weder die Zeit noch die Kraft, aufwendige Trainingsprogramme durchzuziehen. Vielleicht hat der eine oder andere ja schon mal mit Autogenem Training oder Yoga angefangen, aber irgendwann aufgegeben, weil der Lernprozeß oder die Methode selbst zu langwierig sind. Für diese Leute, aber auch für Neueinsteiger empfiehlt sich die »Progressive Muskelentspannung nach Jacobson«, die sich durch zwei Eigenschaften auszeichnet:

• leichte Erlernbarkeit,
• minimaler Zeitaufwand bei den täglichen Übungen.

DIE PROGRESSIVE MUSKELENTSPANNUNG

Bei dieser Entspannungstechnik liegt das Hauptaugenmerk auf der Wahrnehmung der Muskelzustände. Durch systematisches An- und Entspannen, also durch das Kontrasterlebnis, lernt man, zwischen den beiden Zuständen zu unterscheiden und sich seines Körpers bewußter zu werden. Ein Kurzentspannungsprogramm für jeden Tag.

Entspannungsübungen: den Alltag vergessen und sich in seiner Haut so richtig wohlfühlen.

So funktioniert`s

Anfangs sind es 13 Entspannungsübungen, die in der Phase des Erlernens jeweils zweimal durchgeführt werden, so daß das gesamte Training ca. 30 Minuten dauert. Jede Anspannungsphase ist 5 bis 8 Sekunden lang, jede Entspannungsphase 20 bis 30 Sekunden. Achten Sie darauf, daß Sie die Spannung immer unmittelbar lockern, nicht allmählich, und daß Sie eine bereits entspannte Muskelgruppe nicht unnötig bewegen. Nehmen Sie Ihre Muskeln wahr, indem Sie in der Entspannungsphase bereits angespannte Gruppen mit den noch entspannten vergleichen: Wie fühlen Sie sich an? Was macht den Unterschied aus? Spüren Sie Wärme oder Schwere in den entspannten Muskeln? Konzentrieren Sie sich auf die An- und Entspannungen. Spüren Sie, wie mit jedem Atemzug die Entspannung tiefer und die Muskeln lockerer werden. Lassen Sie immer mehr los. Genießen Sie die Entspannung.

Bevor Sie starten

Für das Training benötigen Sie keinerlei Hilfsmittel. Wählen Sie einen abgedunkelten, ruhigen Raum, legen Sie sich bequem hin, nehmen Sie Uhr, Brille und Ringe ab, ziehen Sie die Schuhe aus, lockern Sie Gürtel oder andere Kleidungsstücke, die Sie einengen können. Atmen Sie eine Weile bewußt in den unteren Bauch ein und wieder aus.

Die Übungen

Übung 1
Machen Sie mit der dominanten Hand (bei Rechtshändern die rechte) eine Faust. Geben Sie sich selbst das Kommando »Jetzt« und spannen Sie die Muskeln 5 bis 8 Sekunden stark an. Dann die Entspannung abrupt lockern. In der Erlernphase einmal wiederholen.

Übung 2
Drücken Sie den dominanten Oberarm an den Körper. Weiter wie bei Übung 1, das gilt auch für alle folgenden Übungen.

Übung 3
Machen Sie mit der nicht dominanten Hand eine Faust.

Übung 4
Drücken Sie den nicht dominanten Oberarm an den Körper.

Übung 5
Heben Sie die Augenbrauen so stark wie möglich.

Übung 6
Rümpfen Sie die Nase und kneifen Sie die Augen zusammen.

Übung 7
Beißen Sie die Zähne zusammen, drücken Sie die Zunge an den Gaumen und ziehen Sie die Mundwinkel nach hinten.

Übung 8
Senken Sie den Kopf in Richtung Brust, ohne diese mit dem Kinn zu berühren.

Übung 9
Ziehen Sie die Schultern Richtung Ohren hoch.

Übung 10
Spannen Sie den Bauch an.

Übung 11
Spannen Sie die Beckenbodenmuskulatur an.

Übung 12
Heben Sie das dominante Bein leicht an und ziehen Sie die Zehen zu sich her.

Übung 13
Heben Sie das nicht dominante Bein leicht an und ziehen Sie die Zehen zu sich her.

Konzentrieren Sie sich jetzt noch einmal nacheinander ganz in Ruhe auf alle Muskelgruppen und vergleichen Sie, wie tief die Entspannung bei den einzelnen Gruppen ging. Bleiben Sie noch eine Weile entspannt, aktivieren Sie sich dann wieder durch Räkeln und Dehnen.

Wenn Sie dieses Grundverfahren beherrschen, können Sie immer mehr Muskelgruppen in einem Anspannungs-Intervall zusammenfassen, so daß Sie den Zeitaufwand stark reduzieren können. Langfristiges Ziel: An- und Entspannung von insgesamt vier Bereichen – nämlich Arme, Kopf, Rumpf und Beine.

Tip: Bedenken Sie, daß Sie zum »Wachwerden« nach den Übungen viel mehr Zeit benötigen als zum Entspannen!

Angstkugel

So heißt die schnellste Form der Progressiven Muskelentspannung: Hierbei wird der gesamte Körper drei- bis viermal komplett angespannt und wieder entspannt. Wer diese Technik beherrscht, kann sie in jeder Streßsituation anwenden und so in fünf Minuten optimale Entspannung erreichen.

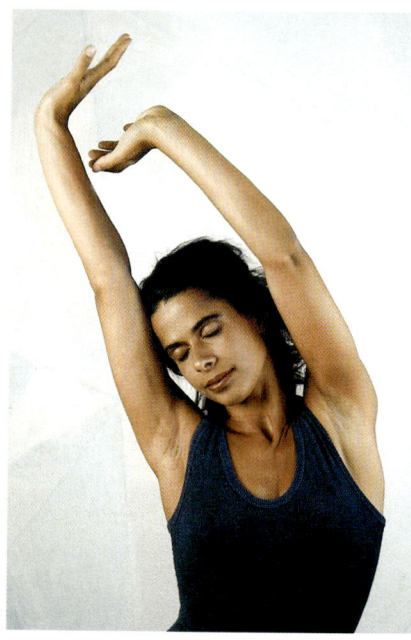

Sanftes Dehnen entspannt die Muskeln und fördert zugleich die Durchblutung.

Was bewirkt das Entspannungstraining nach Jacobson?

- Die Nervosität vor bzw. in Situationen, die als besonders schwierig empfunden werden (z.B. das Reden vor einem größeren Auditorium, mündliche Prüfungen, Bewerbungsgespräche), sinkt.
- In Streßsituationen läßt sich besser abschalten. Auch das Einschlafen in schwierigen Phasen geht leichter.
- Sinnloses Grübeln wird gestoppt. Der Kopf ist frei für andere, produktive Gedanken und Gefühle.
- Anspannungsschmerzen nehmen ab. Um diese Beschwerden gezielt zu bekämpfen, können auch einzelne Übungen aus dem Programm herausgegriffen werden.

Übrigens: Wenn eine Hand oder ein Bein sehr stark dominiert, sollten Sie die entsprechende Gegenseite doppelt so stark trainieren.

- Arbeiten gehen leichter, schneller und konzentrierter von der Hand.

Trotz der offensichtlichen Vorteile: Die bisher beschriebenen Übungen können letztlich nur eine temporäre Korrektur von Symptomen der Anspannung sein. Um Streß wirklich bewältigen zu können, muß man ihm auf mentaler Ebene begegnen – die idealen Bedingungen dafür haben die zuvor beschriebenen Entspannungsübungen geschaffen.

Notieren – und dann vergessen!

Wenn Sie das Gefühl haben, daß Sie von zu vielen Alltagssorgen und Problemen geplagt werden, um richtig entspannen zu können, sollten Sie folgenden Trick versuchen: Nehmen Sie Papier und Stift und schreiben Sie auf, was Sie bedrückt. Sobald sie einen Komplex ausformuliert haben, dürfen Sie nicht mehr an ihn denken.

Mentales Training

Diese Entspannungs- und Konzentrationstechnik basiert auf dem gedanklichen Durchspielen und Visualisieren von Situationen, die Streß zu bringen drohen, weil sie entweder erfahrungsgemäß schwierig zu bewältigen sind oder weil man erwartet, auf Probleme zu stoßen. Klassische Beispiele sind Sportwettbewerbe, Prüfungssituationen, Vorstellungsgespräche, freies Reden in der Öffentlichkeit, Konfliktgespräche im Büro oder zu Hause.

Phantasien – so konkret wie möglich

Entscheidend ist, daß das gedankliche Durchspielen nicht im Abstrakten bleibt, sondern daß die oder der Trainierende ganz bewußt und intensiv in Bildern denkt. Diese bei den meisten Menschen verschüttete Fähigkeit muß oft gezielt geübt und eingesetzt werden. Dabei wird vorab das Bewältigen des Problems durchgespielt und der Erfolg innerlich akzeptiert. Zwingende Voraussetzung ist allerdings, daß die Zielsetzungen und angestrebten Lösungen realistisch gewählt sind, sonst wird aus mentalem Training Tagträumerei – und eine Akzeptanz ist nicht möglich.

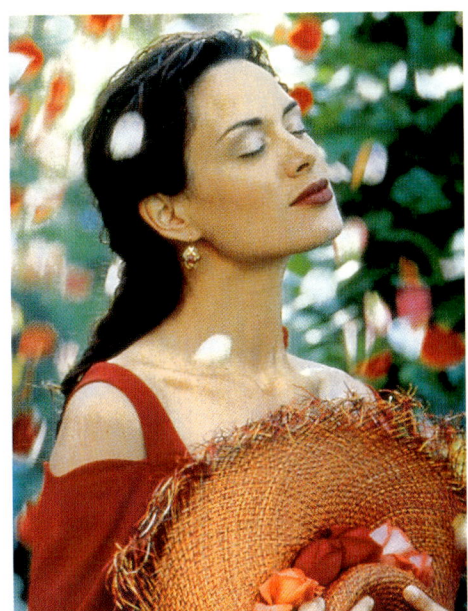

Keine Angst vor Streß: Wer sich auf Konfliktsituationen mental vorbereitet, den kann so schnell nichts aus der Ruhe bringen.

*A*UTOGENES TRAINING: SEIEN SIE IHR GRÖSSTER FAN!

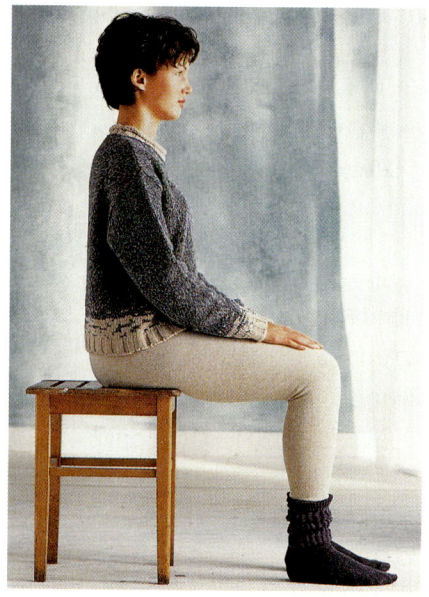

Mit Autogenem Training lassen sich Körper, Geist und Seele wieder in Einklang bringen.

Entspannung kann auch direkt über die nicht-körperlichen, die mentalen Kräfte erreicht werden. Beim Autogenen Training bedeutet das, aus eigener Kraft negative Vorstellungen und Verhaltensweisen mit Hilfe von Autosuggestion zu überwinden.

Grundlage auch hier: die Entspannung. Beim Autogenen Training wird sie über selbstsuggestive Kanäle mittels formelhafter Sätze erreicht wie »Ich bin ganz ruhig«, »Ich bin ganz warm«, »Es atmet mich«. Diese »hohe Schule der Entspannung« läßt sich allein nur sehr schwer erlernen. Ein Kurs unter Leitung erfahrener Fachleute gibt Ihnen das Rüstzeug, die Übungen später auch allein erfolgreich durchzuführen.

Wer die Basis-Übungen des Autogenen Trainings zur Entspannung beherrscht, kann darauf aufbauend seine individuelle Methode entwickeln, um durch Autosuggestion positive Veränderungen, wie nachfolgend beschrieben, zu unterstützen oder gar zu erreichen:

- Streßabbau,
- Steigerung von Konzentration und Lebenskraft,
- Gewichtsreduktion,
- Stärkung des Immunsystems,
- Selbstheilungsprozesse auch bei psychischen Störungen.

Kostenerstattung durch die Krankenkassen

Autogenes Training ist erwiesenermaßen wirksam. Nicht umsonst wird es auch in allen Bereichen der Medizin eingesetzt. Hat der Arzt bei Ihnen die Notwendigkeit für einen Kursbesuch festgestellt, übernimmt die Krankenkasse die Kosten.

Auch diese Fortführung arbeitet mit sogenannten Vorsätzen der Selbstbeeinflussung, die ganz persönlich und problembezogen gefunden werden können. Sie sollten kurz, möglichst positiv, also nicht verneinend formuliert sein und dem eigenen Charakter sowie der Situation entsprechen. Einige Beispiele: Selbstvertrauen aufbauen, Selbstzweifel beseitigen: »Ich schaffe es – ich kann es.« Wenn der Streß Sie schlaflos macht: »Ich schlafe ruhig und fest und tief.« Wenn Sie Ihren Genußmittel-Konsum reduzieren möchten: »Alkohol (oder Nikotin, Schokolade...) ist mir ganz gleichgültig.«

Bei juckenden Hauterscheinungen aufgrund seelischer Belastungen: »Ich bin ganz ruhig und gelassen; die Haut ist frei und kühl und ruhig.«

Den Erfolg des Autogenen Trainings können Sie durch eine Reihe von Faktoren fördern – wofür wiederum die Fähigkeit zur Selbstbeeinflussung gefragt ist. Dazu gehören:

- der Glaube an sich selbst,
- der Glaube an die Methode,
- das Vertrauen in den Kursleiter bzw. die Kursleiterin,
- die innere Bereitschaft,
- eine störungsfreie Atmosphäre.

Zu weiteren Selbstbeeinflussungstechniken gehören das Psychohygiene-Training, das aus einer speziellen Atemtechnik und dem Yoga verwandten Körpergefühlsübungen besteht.

Keine Entspannungsmethode ist für jeden gleichermaßen gut geeignet. Auch ihre Wirksamkeit kann individuell verschieden sein. Hier hilft nur eins: ausprobieren und herausfinden, welche Technik Ihnen am ehesten zusagt und mit welcher Methode Sie sich auch wohlfühlen. Wenn Sie die Kunst der Entspannung erst mal beherrschen, werden Sie merken, wie positiv sich das auch auf Ihr Äußeres auswirkt. Und schließlich ist auch ein gesunder, erholsamer Schlaf eine wichtige Voraussetzung für gutes Aussehen.

BILDNACHWEIS

Annemarie Börlind: 17, 48, 54; Aok: 23, 29, 35 (oben); bebe: 10, 11, 42 (oben), 45, 47; Bildarchiv Paysan: 57; Biotherm: 15, 18, 31, 38; Claire Fisher: 31 (unten), 44, 61 (unten); Clarins: 8, 24, 41, 52, 55, 56, 59, 61 (oben), 62; CMA: 70, 79; delial: 66, 68; Fielmann: 69; Jahreszeiten-Verlag: 94; Kestel, Erika: 25; Köllnflockenwerke Peter Kölln: 50, 72; Kurverwaltung Bad Wörishofen: 45 (unten); mt-color: 14, 33, 37, 82, 84; Nivea: 12, 28, 42 (unten); photodisc: 35 (unten); Piz Buin: 53; Roc: 60; (Schnitzer GmbH & Co. KG: 32; Subramaniya, Krishna: 89, 90, 92; Techniker Krankenkasse: 76; Tony Stone: 34; wash & go: 16, 30; Yves Rocher: 13, 20, 26, 36, 40, 67, 86, 93